非奋斗减肥

幸福出品

非奋斗
减肥

不节食，不运动，轻松吃瘦10法则

田珂·著

電子工業出版社·
Publishing House of Electronics Industry
北京·BEIJING

图书在版编目（CIP）数据

非奋斗减肥：不节食，不运动，轻松吃瘦 10 法则 / 田珂著 . —北京：电子工业出版社，2020.9

ISBN 978-7-121-39423-2

Ⅰ．①非…　Ⅱ．①田…　Ⅲ．①减肥－基本知识　Ⅳ．① R161

中国版本图书馆 CIP 数据核字（2020）第 154959 号

责任编辑：于　兰　　特约编辑：于　静
印　　　刷：中国电影出版社印刷厂
装　　　订：中国电影出版社印刷厂
出版发行：电子工业出版社
　　　　　北京市海淀区万寿路 173 信箱　邮编：100036
开　　本：720×1000　1/16　印张：14.75　字数：186 千字
版　　次：2020 年 9 月第 1 版
印　　次：2024 年 5 月第 5 次印刷
定　　价：58.00 元

凡所购买电子工业出版社图书有缺损问题，请向购买书店调换。若书店售缺，请与本社发行部联系，联系及邮购电话：（010）88254888，88258888。

质量投诉请发邮件至 zlts@phei.com.cn，盗版侵权举报请发邮件至 dbqq@phei.com.cn。

交流投稿，及咨询联系方式：QQ1069038421，yul@phei.com.cn。

目录

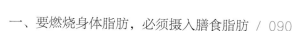

法则 8　你的心情决定了你的减肥速度

法则 9　躺着就能瘦，睡出好身材

法则 10　科学、快速地打破减肥平台期

很高兴能看到阿珂老师的这本书，她的"不节食、不运动，也能轻松吃瘦"的概念太吸引人眼球了。实践是检验真理的唯一标准，本人亲测有效！用阿珂老师的方法，我这个管不住嘴也迈不开腿的人成功减掉40斤！

选择大于努力，掌握了正确的方法才能事半功倍；而在错误的道路上，越努力只会离目标越来越远。这是一本"快乐减肥"的实操手册，满满的干货。书中插图里的那个小女孩好可爱哦，图像信息会让读者记忆更加深刻。读它！并按照书中所说的去实践，你就会瘦！

——学员　许馨予

2018年的夏天，我结识了美丽的阿珂老师。自从跟随阿珂老师学习专业系统的营养学知识，我在享受美味食物的同时，还获得了健康的好身材，我越来越有自信了！不管你是想减肥，还是只想改善健康，书里介绍的简单又易长期坚持的方法都能助你轻松达成目标。读阿珂老师的书，就像挖到一个巨大的宝藏，你能收获健康、苗条、自信、美丽、快乐……赶快和我一起来"挖宝"吧！

——学员　彭馨萱

2018年10月认识阿珂老师，恰逢我举行婚礼前，126.8斤的我在阿珂老师的指导下通过调整饮食只一个月就瘦了8斤，锁骨和腰身肉眼可见！我目前的体重是104.8斤，"体重不过百"的梦想居然触手可及！跟着阿珂老师减肥，我拥有了一个健康的身体，并学到了肠道健康、美容抗衰等很多营养学小知识，我从未如此笃定我会一直漂亮健康地度过一生。

终于等到阿珂老师出书了！这本书是她多年总结的健康减肥实操指南，一个知识点一篇文章，一篇文章一幅插画，轻松、有趣、有料，是我读这本书最大的感受。如果你爱生活、爱健康、爱美食、爱漂亮，建议你读读这本书，并实践里面的方法，真的太棒了！

——学员　刘效岑

你好，漂亮的姑娘！

很高兴能通过这本书遇到你。在你开始这段轻松而有意思的减肥旅程之前，我想告诉你，我为什么要写这本书，以及这本书会带给你什么样的改变！

减肥，一直以来都是女性永恒的话题。

很多人觉得减肥是一件特别痛苦的事情，要控制饮食，还要坚持运动……

事实上，我正是想通过这本书来明确地告诉你，减肥不需要奋斗，因为它真的一点都不难！

大部分人都认为减肥的关键是"管住嘴，迈开腿"，但是极端地限制饮食和努力地运动，并没有让大多数人成功摆脱肥胖。

而这恰恰是因为许多现代人缺乏科学的减肥知识，对减肥的认识还停留在"少吃多动"的概念上，认为肉吃多了会发胖！运动太少会发胖！热量摄入没控制好会发胖！一旦无法坚持，就很容易出现越减越肥的情况，从而进入自我放弃又懊悔不已的恶性循环中。

其实，很少有人真正了解到底是什么让人发胖的，而本书将会给你想要的答案。正确的减肥，不该让你对食物感到压力！不节食、不运动，一样可以轻松吃瘦！

人的身体很神奇，当你去真正地了解它、尊重它，你就会发现，只要用对了方法，不需要努力奋斗，也可以轻松拥有健康的好身材。实际上，帕累托80/20法则同样适用于减肥这件事。找对、找准最关键的20%的正确知识，就能轻松获得80%的成效！减肥这件事真的可以很轻松！

这本书能让你了解减肥背后的原理，不被周围的偏见和误解所误导。变美是一件快乐的事情，不是只有"痛苦"地坚持才能获得。学习这些知识是我人生中很重要的经历，我希望我学习到的知识，能通过本书中化繁为简的营养学小知识和生动的插画传递给你，让你可以快乐地变成一个美丽自信的姑娘！

当然，这本书不仅会告诉你饮食对减肥的关键作用，还会教你用健康、营养、美味的食物在生活中轻松、高效地做到"四两拨千斤"，真正实现无须奋斗，"躺着就能瘦"的目标。

回想一下，你有没有在工作中遇见过这两种人：一种人每天拼命加班，非常努力，但业绩就是不见增长；而另一种人找到了工作的方法和技巧，并不需要怎么加班，就可以获得更好的业绩。换作减肥来说，每天都将努力减肥挂在嘴边的人，大多不是说说而已，就是很努力减却没有效果，这和刚刚提到的不问效率只埋头工作的那类人是不是很像？因此，从某种程度来说，重要的不是更加努力，而是用对方法。

因此，我希望你可以"享受"这本有意思的书，并且能实践这本书中的内容，真正去了解你的身体，了解减肥的原理和正确的方法，并且更有效率地去践行。当你拿到这本书时，不要当它是任务，被它控制，你是这本书的主人，它为你服务。

让我们一起开启幸福的非奋斗减肥之旅吧！

法则 **1**

为什么你一直瘦不下来?

请先了解减肥的真相

一、计算热量到底靠不靠谱

① 为什么少吃多动却瘦不下来

减过肥的人都知道热量平衡理论，认为少吃多动才是减肥的真谛。每天拿着减肥App计算热量，坚信只要能减少500千卡，一周后就能瘦1斤！这听起来好像很有道理，但真正成功的人少之又少。据统计，用计算热量的方法减肥95.4%是失败的。这是为什么呢？

人体是一个复杂且精密的机体，新陈代谢也并非是一道简单的3-2=1的减法题。不同食物的摄入，对身体所产生的影响是不一样的。它们通过不同的方式影响着身体的激素水平，而这就关乎你的食欲和燃脂激素的正常分泌。

并且，计算热量会让很多人进入拼命节食的误区之中。长期过低的热量摄入，会直接造成基础代谢损伤。而基础代谢率，我们都知道，就是单位时间内人躺着不动也会消耗的热量。提高基础代谢率对减肥而言至关重要。基础代谢率下降，就意味着哪怕你和从前吃的一样多，也会更容易发胖，这就是有些人会越减越肥的原因。所以，像节食这种限制热量摄入的减肥方式，也许短期来看是有效果的，但这种效果很难长期维持，因为你不可能一辈子都不吃饱。

长期限制热量摄入还会使大脑感到更饿，导致食欲大增。这是因为节食使身体的瘦素水平下降，瘦素是调节饥饿感的激素，瘦素水平下降会使你常常处于饥饿状态，更加渴望食物。相信很多减肥的人都体会过无法忍受美食的诱惑，从而进入"暴食—节食—暴食—节食"的恶性循环，严重的甚至会导致身体食欲调节系统彻底紊乱，引发报复性的暴饮暴食或者厌食症。

而且，限制热量摄入还会抑制非运动性活动产热（NEAT），也就是说，没有足够的热量摄入，人会变得更懒，从而本能地减少消耗量，因为身体会想尽一切办法来保留住你的能量。所以节食减肥的人常常会感到无力，不想活动。

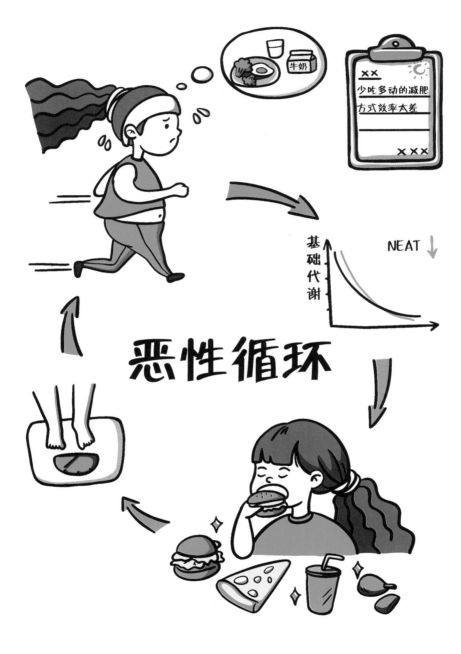

牛奶

少吃多动的减肥
方式效率太差

×× ×××

基础代谢

NEAT ↓

恶性循环

② 你无法准确计算摄入的热量

首先，通常你在 App、网站、书籍等媒介中查询到的某种食物的热量数据，只是这种食物在实验室中测量出的平均值，无法准确代表食物的热量，就好比生活中没有任何两块猪肉的肥瘦是相等的，自然热量也不会相同。除了新鲜食材，你常常看到的食品标签上的标记误差也非常大。美国食品药品监督管理局（FDA）允许食品标签上标注的热量有20%的误差。也就是说，一袋标有200千卡热量的零食可能只有160千卡热量，也可能会有240千卡热量。同样的食物，热量的差距很可能超过100千卡。

其次，加工方式对热量的实际吸收率也有着不可忽视的影响。煎、炸、煮、炒、蒸等烹饪方式对食物的热量都有影响，比如一块生南瓜热量是23千卡，而煎南瓜的热量则提升到103千卡。而且，熟食比生食可吸收的热量更高，比如你吃八成熟的牛排就比吃三成熟的牛排吸收的热量高。

再次，个体吸收率差异也很大。热量的吸收通常是由实验室仪器测量出来的，但人不是机器，每个人的消化能力、吸收能力、代谢能力和肠道菌群等都不一样，这些都会影响人体真正的热量吸收。比如，肠道当中"肥胖菌"厚壁菌多的人比正常人平均每天多吸收150千卡热量。

最后，在计算热量这件事上，几乎所有人都会下意识地低估自己的热量摄入，也就是说，实际上摄入的热量要远比自己计算出来的热量多。哪怕是专业的营养师也会在计算热量时平均低估30%。

③ 你无法准确计算消耗的热量

首先，如同在网站等渠道查询到的食物热量不准确一样，你在平时运动所用的 App、跑步机、运动手环等设备上看到的热量消耗值也是根据实验室或大数据统计出来的平均数值，误差可达20% ~ 80%，与个体实际消耗并不一致。

其次，你用公式计算人体基础代谢率的数值也并非准确。人的个体差异很大，体脂比、器官尺寸、基础体温和遗传差异等都会影响每个人的基础代谢率。哪怕是同一个人的基础代谢率也并非是一个恒定值，它会受激素分泌、情绪、压力水平，以及生活作息的影响而发生变化。比如，女性在生理期时，身体激素的变化会大幅影响基础代谢率，热量波动达100千卡都属于正常情况；熬夜也会对基础代谢率产生直接影响，熬一晚通宵所带来的后果就包括第二天热量减少消耗5% ~ 20%。

再次，你在平时计算一天消耗了多少热量时，常常会忽略食物热效应。简单地说，人为了咀嚼、消化食物，并将食物分解、吸收需要额外消耗热量。这种现象就是食物热效应。蛋白质类食物热效应是最高的，为20% ~ 35%；碳水化合物类食物热效应次之，为5% ~ 15%；油脂类食物热效应为3% ~ 5%。

而且，热量的消耗还会受环境的影响。人在冬季的平均代谢水平会高于在温暖的季节；人在高海拔地区的热量消耗也多于在平地地区，因为高海拔地区普遍气温较低，人体需要更多的热量来供热。

遗传基因的差异也会影响热量的消耗，这是无法精准计算每个人消耗多少热量的主要原因。

所以，计算热量的减肥方式基本都会以失败、反弹告终，它并不是一个长期有效的减肥方式。食物的热量只能作为一个粗略的参考，因为人体远比你想象得复杂，热量消耗不是只用简单的公式就能计算出来的。人吃东西，不是只摄入了热量，还摄入了对身体更重要的营养物质，所以你应该关注的不是热量的数值，而是热量的来源，即食物的质量。试想一下，吃1000千卡热量的糖果和1000千卡热量的蔬菜，哪个更健康，更有利于减肥？答案大家肯定都知道。所以，只关注热量进出，不考虑食物种类、分解速度、能量利用方式、营养成分，以及对人体激素、新陈代谢的影响的减肥，是效率极差的减肥方式。

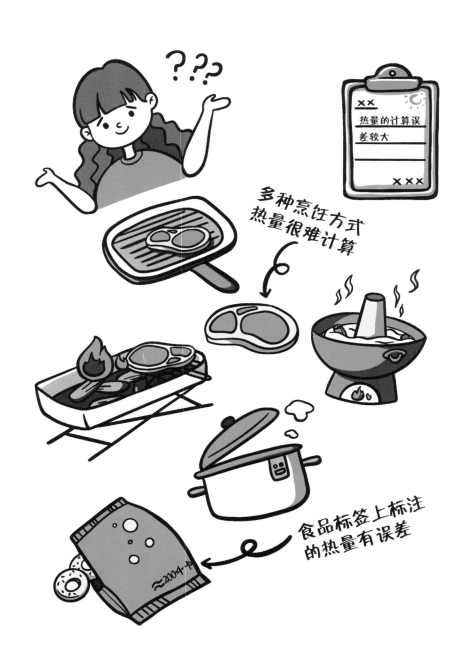

热量的计算误差较大

多种烹饪方式热量很难计算

食品标签上标注的热量有误差

≈200卡

食物热量

 食物热效应

设备误差

热量的消耗会
受到诸多因素
的影响

 个体差异

 遗传基因

 环境冷暖

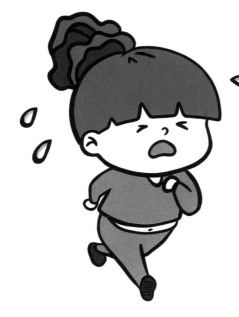

燃烧我的
卡路里!!!

二、少食多餐，小心让你越来越胖

① 少食多餐只会让你更加饥饿

说到减肥方法，大部分人尝试最多的除了运动、节食，就是少食多餐了。少食多餐，顾名思义，就是将食物分成多份，在不同的时间少量、多次摄入。很多人认为，这样时不时地能吃些食物，不仅不会饿肚子，还可以过嘴瘾，说不定能吃得更少。事实上，这样的少食多餐方式，不仅无法让你减肥，还会使你的食欲大增。

除了前面说的瘦素，掌管人食欲的还有两大激素，一个是饥饿素，负责刺激你进食，饥饿素水平越高，你就会越饿；另一个是酪酪肽，即负责饱腹感的食欲抑制激素，酪酪肽水平越高，你就会越饱足，不想吃东西。减肥最怕的就是饿，大家也常会把减肥失败归结于意志力不够，事实上，这不是简单的意志力所能决定的事情，饿是由身体激素产生的正常生理反应。

当你的胃里没有食物时，身体就会释放饥饿素，它会向你的大脑发出饥饿信号，让你产生饥饿感，直到你开始进食。而只有在你吃饱的情况下，饥饿素水平才会下降并持续1～3小时。所以，少食多餐使你一直处于吃不饱的状态，饥饿素水平无法完全下降，酪酪肽水平也无法升高，你会一直感到饥饿、嘴馋。爱吃西餐的人都知道，正餐之前会有一道开胃菜，之所以叫开胃菜，就是让你先吃一点点，刺激你的食欲，然后你会想吃得更多。

在饥饿素释放后，身体还会减少体内脂肪细胞的燃烧。也就是说，在饥饿的状态下，身体更倾向于保存脂肪。对于减肥来说，少食多餐不仅不能降低饥饿感、解决嘴馋的问题，反而会让你更加容易存储脂肪。

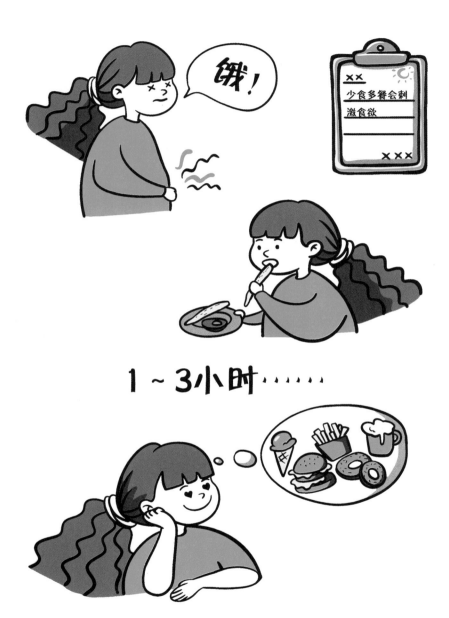

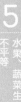

❷ 少食多餐真的不能减肥

很多人认为少食多餐可以增加食物热效应，食物分成多顿来吃，会消耗更多的热量。但事实上，把食物分开摄入，增加进食的次数，但食物的总量不变，并不会带来更多的消耗，就如同一根香蕉分开来吃，消耗的热量并不会增加一样。许多研究都显示，少食多餐并不能加速代谢。

反而，少食多餐还会让你吃得更多。很多人在尝试少食多餐时，就如同前面讲到的，往往会低估食物的热量，无形之中比正常三餐摄入更多的食物。

2010年在科罗拉多大学进行过一项随机交叉实验，实验对比了一日三餐和少食多餐对身体的影响。在实验期间，提供给受试者的所有膳食，分别安排一日三餐和一日六餐两种饮食方式。在实验过程中，保证所有受试者一天的总热量摄入不变，区别仅在于平分为三餐进食和六餐进食。最后研究结果表明，在同等热量摄入下，一日三餐比一日六餐能更好地控制饮食、降低食欲。少食多餐导致进食欲望强烈，增加饥饿感，更容易吃多。

对于"一吃就管不住嘴、停不下来的"人来说，更加不适合用少食多餐的方式，不仅不利于减肥，还会使人更快发胖。

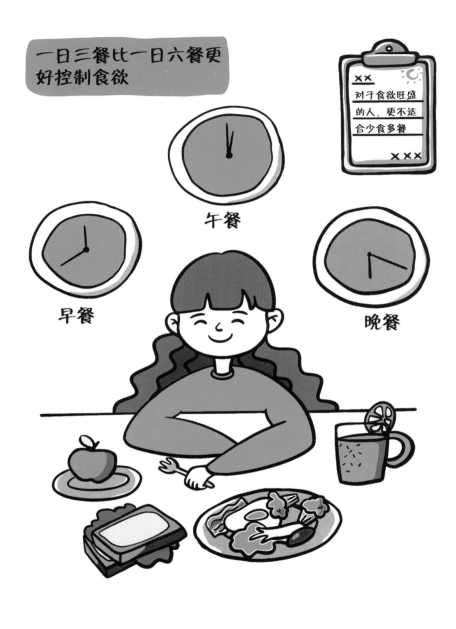

一日三餐比一日六餐更好控制食欲

午餐

早餐

晚餐

对于食欲旺盛的人，更不适合少食多餐

❸ 少食多餐还会影响你的身体健康

经常少食多餐的人，通常会伴有一些胃部疾病，比如反酸、烧心、胀气、疼痛等。因为少食多餐会破坏胃和小肠的一种"清理"活动——胃肠移行性复合运动，简称MMC。

MMC可以说是人体胃肠中最勤劳的"清洁工"。大约每过90分钟，胃和肠道就会进行规律性的高振幅运动，每次持续3～5分钟，以保证胃和小肠能尽快把全部食物排空到大肠中。与此同时，MMC还会在过程中促使分泌更多的消化液来帮助"清扫"胃和小肠中的细菌。它不仅能预防小肠中的细菌过度滋生，而且能防止大肠中的细菌"溜回"小肠。这对于我们保持健康状态至关重要。

但MMC只有在空腹时才会进行。一旦进食，MMC立刻停止。少食多餐会打乱人体这一正常的节律，从而使胃肠没有办法进行正常的"清扫"。而这直接导致的后果就是食物残渣在小肠中停留过久，开始腐败，细菌过度增长；同时，消化腔内会产生大量的气体，引起腹胀、腹痛、胃痛，大量的气体还会造成小肠内气压过大，迫使胃酸反流进入食道，引起反酸、烧心等消化系统疾病。

不仅如此，少食多餐还会影响细胞自噬机制。细胞自噬机制控制着人体的很多生理功能，比如，在人饥饿或者有其他应激反应时，细胞自噬机制能为人体快速提供能量；身体感染后，细胞自噬机制能消灭病毒和细菌，消除细胞内老化、破损、变性的细胞器或蛋白质，对人体抗衰老有非常重要的意义。

同样，一旦我们开始进食，哪怕只是摄入少量的食物，自噬就会停止。当少食多餐影响到身体自我修复、更新的工作时，也就影响到了我们的健康。

还有一点，少食多餐并不像平时三餐的正常饮食，它往往会增加零食的摄入，而大部分零食是加工食品，含有更多的糖和添加剂，对健康有害无益。

所以，少食多餐不仅不能帮助减肥，还会使人增加食欲，让人越吃越多，损害身体健康，得不偿失。不管是为了减肥还是为了健康，都建议大家不要尝试少食多餐的饮食方式。

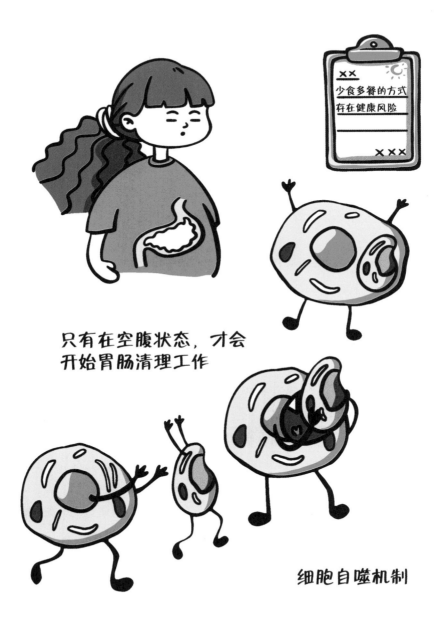

少食多餐的方式存在健康风险

只有在空腹状态，才会开始胃肠清理工作

细胞自噬机制

三、食欲不是你想控制就能控制得住的

① 越运动越有食欲吗

想要减肥成功的人，都希望尽可能在短期时间内看到效果，这促使很多人为了追求效果，增加运动量和运动强度。

但是，随着运动强度的增加，热量消耗增加，身体会给我们反馈，让我们对食物的欲望也开始增加。最终导致运动后，食欲大增，吃得更多。一块比萨、一杯奶茶或者一个冰激凌的热量就可以抵消掉在跑步机上跑一个小时的热量消耗。

除了吃得更多，人也会变得更懒，哪怕是很低的楼层也想坐电梯而不想走楼梯，回到家就想躺下休息。这些行为的变化被称为代偿行为。人的身体很聪明，它会进行自我保护。在运动后，身体会调整自己的能量管理方式，让人无意识地调整行为，补偿运动所消耗的热量。

不同的运动对食欲的影响也是不一样的，长时间的有氧运动最容易让食欲大增。这是因为长时间的有氧运动后，饥饿素会分泌得更多，让饥饿感更强。

相反，短时间的高强度间歇性运动对食欲的影响，明显低于有氧运动。所以，高强度间歇性运动后比长时间跑步后获得的饥饿感更弱。这也就能解释很多人刚开始减肥，就疯狂地跑步，但最后发现，不仅没瘦下来，反而还长了几斤的原因。

如果你更喜欢有氧运动，建议在减肥期间做低强度的有氧运动，如快走、散步或做瑜伽、普拉提等都是很好的选择，尽量避免长时间地跑步。因为相较于跑步来说，低强度的有氧运动对食欲基本没有影响。同时，适量的低强度有氧运动也有助于缓解压力，是适应性非常好的运动方式。与其给自己极大的压力导致运动坚持不下去，不如选择适合自己的运动才是正确的开始。

**过量运动激发代偿行为：
吃得更多，变得更懒**

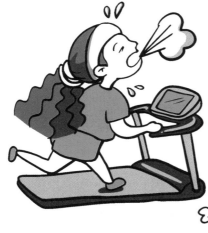

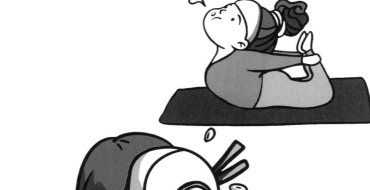

❷ 这些因素也在影响着你的食欲

总是食欲旺盛、想吃东西，并不是你的意志力不够，而是身体正常的生理反应。影响食欲的因素有很多，而这些因素又常常被我们忽视。

1. 睡眠不足。充足的睡眠对身体健康至关重要，同时它也是控制食欲的重要因素。睡眠不足会导致饥饿素水平上升，以及控制食欲的瘦素水平下降。有研究发现，一晚上睡眠不足，第二天会明显感到饥饿，饭量也平均增加14%。睡一个好觉是控制食欲的第一步。

2. 饮食缺少肉类。很多减肥的人不敢吃肉，但是不吃肉会缺乏蛋白质。补充足够的蛋白质，对控制食欲十分必要。如果蛋白质摄入不足，你会频繁感到饥饿，也就增加了摄入其他零食的机会，更加不利于减肥。摄入充足的蛋白质，能让饱腹感更持久，对食物的需求感也会降低。

3. 压力太大。很多人都体会过，压力大的时候容易吃得更多，这主要是因为情绪压力对身体的压力激素——皮质醇的影响。皮质醇是一种促使饥饿、增强对食物渴望的激素。很多减肥的人会逼迫自己大量运动，无形之中促进释放压力激素，进一步刺激食欲，吃得更多，最终导致减肥失败。避免压力，学会调节心情，对于控制食欲极其重要。

4. 喝水不够。多喝水是维持身体健康状态的基础。水分摄入不足，除了引起健康问题，还会让你在口渴的时候误以为是饿了，这就是所谓的"缺水性饥饿"。饭前半小时喝杯水，也能很好地控制食欲。

5. 药物刺激。有些药物也可能会增加食欲，例如抗抑郁类药物、类固醇类药物、治疗糖尿病的胰岛素和避孕药等都具有刺激食欲的特征。

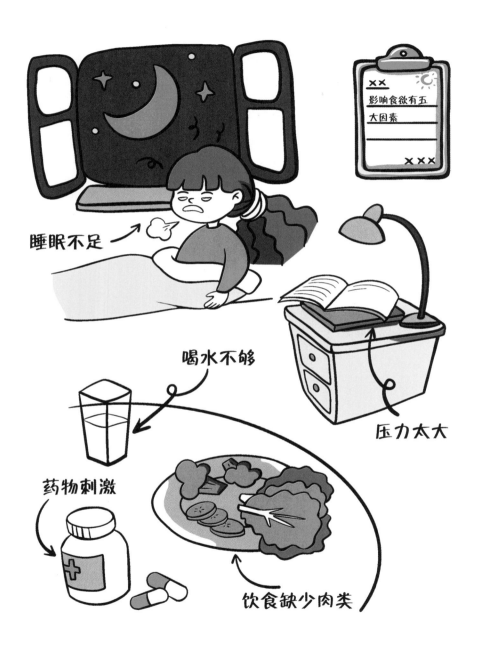

睡眠不足

喝水不够

压力太大

药物刺激

饮食缺少肉类

影响食欲有五
大因素

1 为什么你一直瘦不下来？请先了解减肥的真相

2 要想瘦得快，如何吃主食是关键

3 顿顿有肉，超幸福的减肥法

4 吃对让你变瘦的膳食脂肪

5 水果、蔬菜生来不平等

❸ 降低食欲的4个方法

我为大家总结了降低食欲的4个方法。

1. 饭前喝汤。 2007年发表在美国《食欲》杂志上的一篇文章称，与饭前不喝汤的人相比，饭前喝汤的人食物摄入量整体降低了20%。在饭前先喝一碗汤，可以帮助你更好地控制食欲，避免胡吃海喝。但对于长期有胃病或胃酸不足的人，请尽量避免饭前喝汤，因为汤会冲淡胃酸，影响消化。

2. 放慢吃饭的速度。 一般来讲，吃饭速度快的人食欲会比较旺盛。身体传达给大脑吃饱了的信号需要一定的时间，大约在吃饱20分钟后，大脑才能收到饱腹感信号，进而停止进食。细嚼慢咽能给身体和大脑更多的时间，去传递和接收饱腹感信号。如果吃饭速度过快，当接收到吃饱了的信号时，其实你已经吃撑了。

3. 来杯咖啡。 咖啡当中的咖啡因是一种天然降低食欲的物质。研究发现，咖啡因可以降低饥饿素水平，从而帮助你更好地控制食欲。同时，咖啡因还可以提高新陈代谢。但是，这里所说的"来杯咖啡"指的是喝纯黑咖啡，不是加了糖和奶精的咖啡，也不是充满添加剂的速溶咖啡。

4. 把餐具换个颜色。 颜色在一定程度上，影响着人的情绪和食欲。当人处在橙黄色的环境中时，身体会分泌一种叫5-羟色胺的激素。它可以激发幸福感，让人感到快乐，同时也会刺激食欲，让人想吃更多的东西。所以很多餐厅喜欢用暖色调的灯光，来刺激消费者的食欲。而蓝色，通常被用于抑制食欲。所以，你可以通过将家里的盘子、碗筷、餐垫等换成蓝色或深蓝色的，来稳定自己想要暴食的情绪。

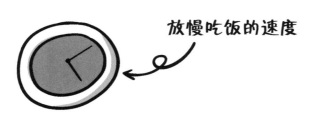

放慢吃饭的速度

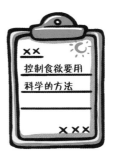

××

控制食欲要用

科学的方法

×××

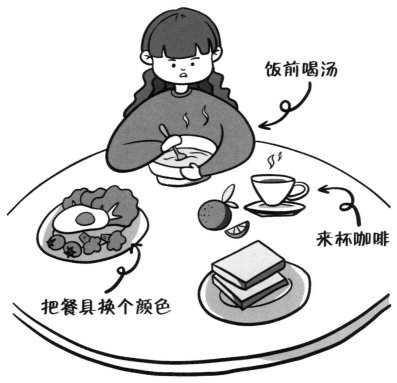

饭前喝汤

来杯咖啡

把餐具换个颜色

四、只靠运动能不能变瘦呢

① 运动瘦身，效率太低

多运动可以减肥，是我们在生活中最常听到的一种说法。很多人认为自己无法拒绝喜欢的食物，那就靠运动来减肥吧。特别是在说到健身的时候，很多人下意识地把健身房当作减肥的"救星"。但事实上，单纯依靠运动来减肥，效率太低了。

前面我们讲到，运动的代偿行为会使你在运动后吃得更多、变得更懒。并且，你计算出的热量消耗往往只是靠大数据统计出来的平均值，与实际消耗存在较大的误差。这些因素都影响着减肥效率。

甚至有些人会在大量运动的同时限制饮食来加速减肥。本书在一开始就讲到了，人体很复杂，减肥成功与否不是简单的热量加减能决定的。长期的过度运动再加热量摄入不足，会导致基础代谢率下降、营养缺乏，不仅无法生成新的肌肉，还会损失肌肉，而肌肉又是提高人体代谢必不可少的好帮手。长此以往，形成恶性循环，运动一旦坚持不下去，体重便会反弹，甚至比以前还胖。

同时，运动不止消耗热量，伴随运动的大量流汗还会造成人体必需维生素和矿物质的流失。如果运动后再限制饮食，这些营养素得不到及时的补充，也一样会影响减肥效果。

对于为了减肥而运动的人来说，多数并非是真正喜欢运动。为了减肥，他们不得不打破平时的生活节奏，强行挤出大量时间来运动，所以很难坚持，这也是为什么运动减肥对于大多数减肥者来说是无法持久的减肥方式的原因。

运动本身对健康的意义非常大，如果想要获得健康，运动是非常重要的方式之一；但是对于减肥来说，运动并不是最有效率的减肥方式。人之所以会发胖，主要原因不是运动量不足，而是饮食的错误。所以，不要为了减肥而运动，请为了健康而运动。

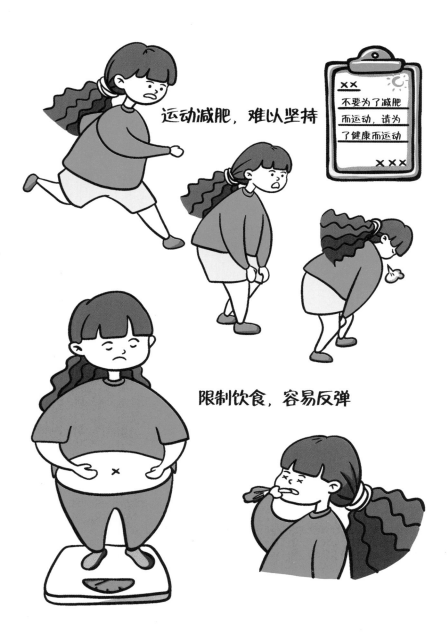

❷ 运动消耗的能量有限

运动带来的能量消耗并不占我们日常能量消耗的大部分，恰恰相反，运动所消耗的能量仅占人一天总能量消耗的一小部分。但这个事实往往被大家忽视。

人类获取能量基本靠摄入食物，而消耗能量则没那么简单。消耗能量主要分为三个部分：基础代谢、消化食物及日常活动。身体中最大的能量消耗部分来自基础代谢，占总能量消耗的60% ~ 80%；消化食物的能量消耗占10%；日常活动所消耗的能量，才占总能量消耗的10% ~ 30%。而运动消耗是日常活动消耗中的一部分，更是只占总能量消耗的一小部分。

也就是说，即使你又累又辛苦地运动半天，实际上增加的消耗，可能远远低于你的想象。

不仅如此，随着运动量的增加，身体能量利用率也会变高，这就意味着，身体会更加聪明地帮我们节约能量。举个例子，你在健身房里锻炼肌肉，慢慢地你会感觉越来越轻松，所以教练也会让你逐渐加大负重。这是因为身体熟悉了你的运动量，会自动降低能量消耗。

而且，代偿行为不止发生在吃得更多上，过量的运动也会使人变得更懒，从而降低日常活动的消耗。也就是说，虽然运动提升了能量的消耗，但是代偿行为减少了你爬楼梯、做家务、走路等其他日常活动的消耗。总的能量消耗还是会趋于平稳。

所以，一味地延长运动时间、加大运动量，并不能帮助你增加多少额外的能量消耗，身体会试图通过各种方式来控制能量消耗水平。

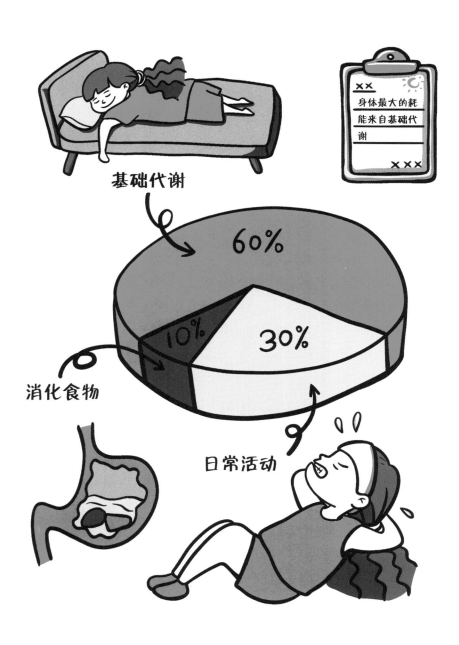

基础代谢

身体最大的耗
能来自基础代
谢

消化食物

60%

10% 30%

日常活动

1 为什么你一直瘦不下来？请先了解减肥的真相

2 要想瘦得快，如何吃主食是关键

3 顿顿有肉，超幸福的减肥法

4 吃对让你变瘦的膳食脂肪

5 水果、蔬菜生来不平等

❸ 比每天走一万步更简单有效的方式

说到运动减肥，普通人做得最多的就是有氧运动，例如慢跑。有氧运动，顾名思义，是利用氧气消耗体内能量的低强度、长耗时的运动。

相较于有氧运动，无氧的高强度间歇性运动能够更好地协助减肥，因为它可以最大限度地消耗身体中储存的糖原，且用时少，还没有场地的限制，在家就可以进行，如HIIT、Tabata。

那么运动到底能否减肥呢？答案是肯定的，但运动一定不是效率最高的减肥方式。一方面，对于大多数忙于工作的现代人来说，长期坚持运动实际上是一种很大的压力，很多人无法做到；另一方面，对于减肥，大多数人都希望在保证健康的基础上能快速见到效果，但运动减肥的速度较慢，多半达不到减肥者的预期。所以，运动并不是减肥的最佳选择。

不过运动对身体的好处却很多。选择让自己舒服的运动方式，不刻意计算能量消耗，慢慢爱上运动，在改善身体健康的同时，是可以达到辅助减肥的目的的。

前面我们说过，人发胖的主要原因不是运动量不足，而是饮食的错误。老话说得好，三分练七分吃。想减肥，吃才是关键！饮食永远是减肥的主角。不改善饮食，运动做得再好，体内的脂肪一样不会减少。

如果把饮食看作一种减肥工具，那在完成减肥这个任务上，它无疑是所有工具中最强大的。对于减肥者来说，没有比饮食调整更安全健康的减肥方式了。所以想成功减肥，一定要先了解饮食与营养学的相关知识。在后面的法则中，我会给大家逐一介绍轻松吃瘦的饮食技巧。

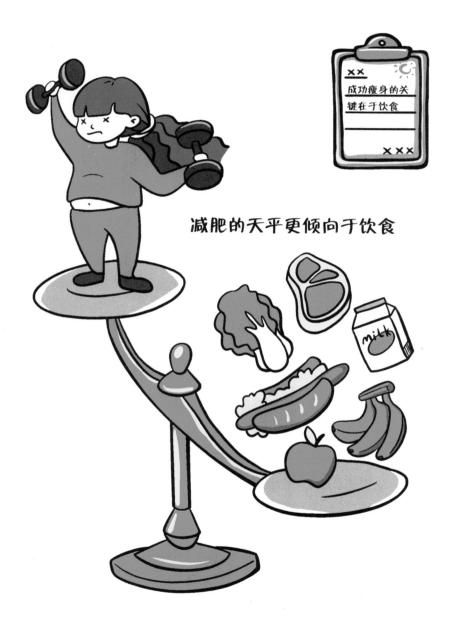

减肥的天平更倾向于饮食

成功瘦身的关键在于饮食

五、市面上五花八门的减肥法是如何坑你的

① 网红代餐产品和减肥药真的能让你变瘦吗

在网络上随便一搜，各种各样的代餐产品琳琅满目。代餐饼干、代餐奶昔、代餐粉、代餐食品套盒……这类产品的价格从几十元到成百上千元不等，宣传的卖点也常是"低能量、高饱腹"。但是，这些代餐产品真的能帮助减肥吗？

市面上常见的代餐产品普遍热量都非常低，甚至远低于人体每日的热量摄入下限。长时间热量摄入不足，人当然会瘦，即使不吃代餐，每天只吃一个苹果，摄入热量也很低，人也会瘦下来。

而且，长时间的热量亏空，造成的最大问题就是身体功能不足、营养不良，身体会分解蛋白质，损失瘦体重，拉低基础代谢率。一旦恢复饮食，体重立刻反弹，甚至让人变得比以前还胖。这样的减肥没有意义，反而会起反作用。

这些代餐产品虽然宣传营养均衡，但实际上营养配比严重失衡，它们忽略了许多人体必需的矿物质、维生素等，代餐中的营养是无法和真正的食物中的营养相比的。有些肥胖的人可以靠吃十几天的代餐瘦下来，但他们能一辈子坚持这样的饮食吗？长期吃代餐，除了带来体重反弹的问题，还严重影响健康，得不偿失。

减肥药更是如此。从科学实验研究来看，就算吃减肥药的同时配合运动和饮食控制，获得的减肥效果也十分有限，还会伴有一大堆副作用。为了让效果更加明显，商家通常会在减肥药里添加或多或少的刺激性泻药来导泻利尿，对人体肠道的伤害巨大。这样减掉的体重并非来自脂肪的减少，而是来自拉肚子导致的体内水分的流失，一吃东西，再喝点水，体重很快就会回来。

阻断脂肪吸收、控制食欲的减肥药往往也存在极大的安全隐患，服用这样的减肥药导致肝功能障碍、肾脏损失的大有人在。减肥药也许并不贵，但是想要解决因它引发的健康问题，花的钱很可能是减肥花费的成千上万倍。

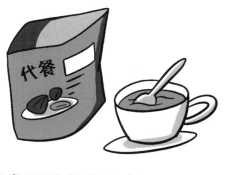

代餐和减肥药
并不能根治肥
胖，反而影响
健康

代餐制造热量亏空，
拉低基础代谢率

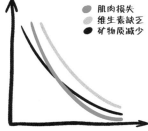

● 肌肉损失
● 维生素缺乏
● 矿物质减少

各项指标下降

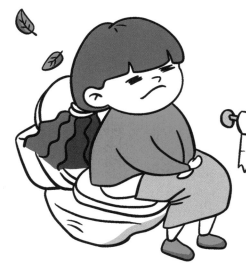

减肥药导致拉肚子
及健康隐患；停药
后体重反弹更厉害

② 美容院的减肥方法真的有效吗

如果减肥不需要自己努力，只要借助外力就能完成该多轻松啊。这样想的人经常会被美容院各种减肥套餐的宣传所打动。

很多人都会对针灸减肥、拔罐减肥的效果深信不疑。在美容院里让美容师帮你针灸、拔罐后，好像还真的瘦了些。但是回想一下，美容院在针灸、拔罐的基础上是否也对你提出了饮食上的要求？尝试过的人都知道，美容院给的食谱不是让吃得很少，就是让吃得清淡，不允许吃肉，不能碰油，每餐都吃不饱。暂且不说这样的饮食方式长期对健康有什么影响，试想一下，就算不进行针灸、拔罐，仅仅按照这样的食谱吃，是不是一样能减轻体重呢？

快速降低体重的方法有很多，其中脱水就是最快的办法。有些美容院打着"热疗减肥"的宣传，实则让你蒸桑拿，通过大量出汗脱水的方式来减体重。但这样减掉的体重不是来自脂肪的减少，而是来自水分的流失，如果多喝几杯水，体重瞬间就回来了。这也是很多美容院的减肥方法会限制你饮水的原因。

在美容院最受女性欢迎的减肥方法就是淋巴按摩。首先，淋巴按摩和针灸、拔罐一样，都会在减肥期间对你的饮食加以要求；其次，淋巴按摩可以刺激表层和深层的淋巴，对于消除水肿有一定帮助，但并不能帮你燃烧脂肪。想要消除水肿，改善饮食远比淋巴按摩的作用要大得多，比如减少糖分摄入，补充足够的蛋白质、B族维生素和矿物质等。

如果你的饮食方式是错误的，去再多次美容院也没有用。改善饮食永远都是减肥的必经之路。

美容院的减肥方式，其实就是
变相地控制饮食和损失身体水分

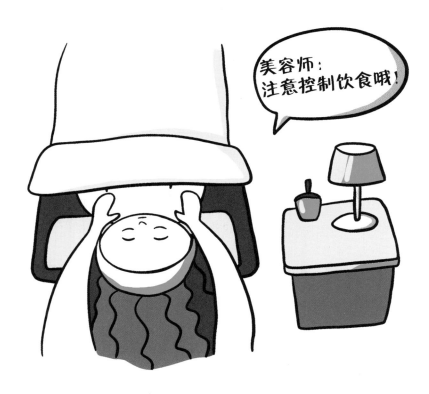

1 为什么你一直瘦不下来？请先了解减肥的真相

2 要想瘦得快，如何吃主食是关键

3 顿顿有肉，超幸福的减肥法

4 吃对让你变瘦的膳食脂肪

5 水果、蔬菜生来不平等

❸ 仅能维持三个月效果的减肥法都是无效的

易胖的人都会希望在短时间内取得好的减肥效果，而往往忽略保持身材才是衡量减肥成功与否的关键因素。追求短期内的快速瘦身，势必带来之后的快速反弹。

如果减掉身体多余的脂肪，但不能保持下去，那根本不叫减肥。减掉脂肪只是减肥的开始，并不是结束。

大多数人看到体重下降就会开心地认为减肥成功了。很少有人去思考，体重下降是因为减掉了脂肪还是因为脱水，又或者是节食带来的结果。

很多人不考虑这个问题，只是一味地图快。其实，大多数女性并不知道真正的减肥应该是什么样的，只是盲目地认为不能吃饱，除了减少食量，还要拼命运动，再加上不停地尝试吃代餐、服用减肥药和苹果减肥、香蕉减肥等减肥方法。试想一下，这样的减肥方式能持续一辈子吗？一旦坚持不下去，后果又会如何呢？

在这个信息爆炸的时代，学会筛选信息非常重要。如果你选择了正确的减肥知识，避免吃发胖的食物，选择营养价值高，还能让你有饱腹感、满足感，而且不容易嘴馋的食物，减肥也会更轻松，效果也会更好，瘦下来的好身材也更容易长久保持。但如果你选择了错误的减肥知识，也许刚开始能看到体重下降，但实际上却离减肥这个目标越来越远。

一种不能长期坚持的减肥方法，本身就不是正确的减肥方法。也可以说，减肥最重要的是维持效果，仅能维持三个月效果的减肥法都是无效的。

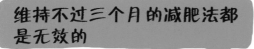

维持不过三个月的减肥法都是无效的

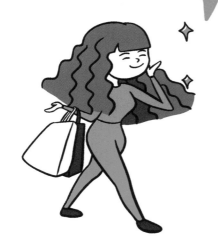

三个月前……

三个月后……

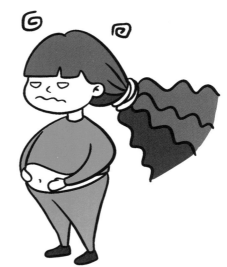

六、平衡激素才是减肥的关键

① 激素与肥胖的关系

在本书的一开始我们就提到了，人之所以会长胖，不是简单地因为管不住嘴、迈不开腿，而是由身体的激素决定的。

是感觉饱还是感觉饿，是感觉快乐还是感觉悲伤，又或是有些女性因为压力大干脆不来月经，等等，其实都是激素在"帮"我们做决定。激素决定了我们的食欲、行为、情绪、代谢，也决定了身体是储存脂肪还是燃烧脂肪。

这也可以解释，为什么有些人生病后吃了大量激素类药物，就算饮食与平时一样也会更加容易发胖。

越来越多的科学实验表明，真正导致肥胖的主要原因是身体的激素不平衡，而不是简单的热量增减。所以总是管不住嘴、迈不开腿，不是因为你馋、你懒，更不是因为你的意志力薄弱，而是一种身体的生物化学反应。所以，没有必要为此怀疑自己、否定自己，合理地平衡激素才是解决问题的关键。

不同激素的水平对肥胖部位也产生着不同的影响。例如，甲状腺问题会减缓人体新陈代谢的速度，使蛋白质生成受阻，身体更倾向于四肢与躯干肥胖；而肾上腺主管压力激素，当它出现问题时，身体会倾向于在腰腹部囤积脂肪，也就是会形成我们常说的苹果形身材；卵巢主管雌激素分泌，若它有问题，女性更容易在臀部和大腿处堆积脂肪，形成梨形身材。

决定我们储存或者燃烧脂肪的激素有很多，所以，想要变成一个轻松燃脂达人，就要学会平衡好身体的激素水平，而对激素影响最为关键的因素就是饮食。改善饮食是长久拥有好身材的必要条件。

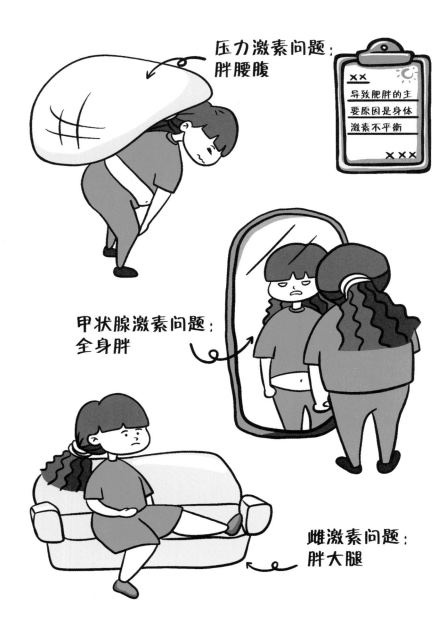

压力激素问题：
胖腰腹

导致肥胖的主
要原因是身体
激素不平衡

甲状腺激素问题：
全身胖

雌激素问题：
胖大腿

1 为什么你一直瘦
不下来？请先了
解减肥的真相

2 要想瘦得快，如
何吃主食是关键

3 顿顿有肉，
超幸福的减肥法

4 吃对让你变瘦的
膳食脂肪

5 水果、蔬菜生来
不平等

② 神奇的激素

很多女性都有过这样的困惑，每个月总有那么几天，无论如何控制饮食和锻炼都没有用，体重总会莫名地增加几斤。这其实是身体的激素在捣鬼。

月经前的一周，身体中的两大激素：雌激素和黄体酮水平开始剧烈地波动，在这个过程中身体会更容易水肿，可以说，在此期间增加的体重几乎都来自水分。

月经周期还会导致便秘从而增加体重，这与黄体酮分泌增多导致食物在肠道中滞留有关。不过不用担心，经前的便秘通常会在月经来潮后消失。

并且，雌激素和黄体酮这两大激素水平的大幅波动还会引起食欲大增，所以女性在月经期间总是很想吃东西。女性特有的生理周期发生的激素变化会无形地导致体重有 1～5 斤不等的浮动，但这大部分是因为增加了水分，这时只需要静静地等待经期结束，一切便会恢复正常。

激素的神奇不止体现在女性的生理周期上，大多数人出现的嘴馋、情绪化进食也与压力激素皮质醇有关系。当生活与工作中存在较大的压力时，我们会变得更容易暴饮暴食。皮质醇分泌增多还会导致胰岛素增加，从而更加容易生成脂肪。

所以，我们的行动、想法，以及控制不住地想吃东西都与激素息息相关。想要科学、健康地瘦下来，学会平衡激素才是关键之所在。

月经期间，雌激素和黄体酮
水平波动导致水肿和便秘

食欲旺盛

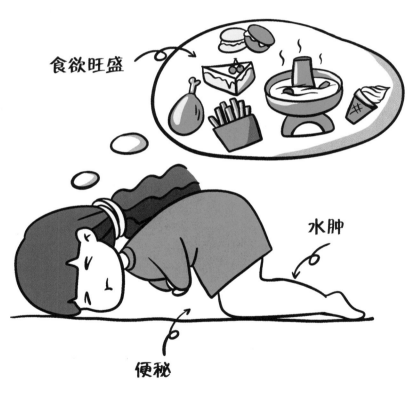

水肿

便秘

1 为什么你一直瘦不下来？请先了解减肥的真相

2 要想瘦得快，如何吃主食是关键

3 顿顿有肉，超幸福的减肥法

4 吃对让你变瘦的膳食脂肪

5 水果、蔬菜生来不平等

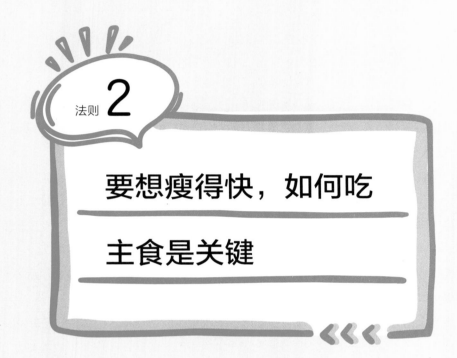

法则 **2**

要想瘦得快，如何吃

主食是关键

一、肥胖激素——胰岛素

① 胰岛素的作用

胰岛素是负责调节血糖水平的激素，也是掌管身体储存脂肪的肥胖激素。当我们摄入糖类食物时，食物中的糖开始被不同的酶分解，最终被小肠吸收后转化成为葡萄糖，通过血液输送到全身。

当血液中的葡萄糖升高时，胰腺就开始工作了。胰腺会分泌胰岛素，而胰岛素的作用就是促进血液中的葡萄糖转移到细胞中，帮助调节血糖，保证血糖值维持在一定的安全水平。血液中的葡萄糖转化为糖原后，会优先储存在肝脏和肌肉当中，但是肝脏和肌肉中储存糖原的空间十分有限。对于肝糖原来说，正常人也就能储存100克左右；而对于肌糖原来说，如果你平时活动量和运动量都不大，那能够储存的量就更少了。

剩余的大量糖原就会进入脂肪细胞，转化成为脂肪储存在人体内，于是肥胖就形成了。这也是胰岛素被称为肥胖激素的原因。所以，你吃下去的糖类食物越多，身体内转化的脂肪也会越多，"游泳圈""啤酒肚""大象腿"就不请自来啦。

过高的胰岛素水平还会抑制帮助减脂的胰高血糖素和帮助增长肌肉的生长激素的分泌。

同时，较高的胰岛素水平还会促进肾脏对钠的吸收，让更多的钠滞留在体内，造成水肿。再加上体内过多的糖原本身就会增加水分的存储，1克糖原可以携带约3克的水，因而进一步增加水肿的可能。水肿会让身体看起来比实际更胖。

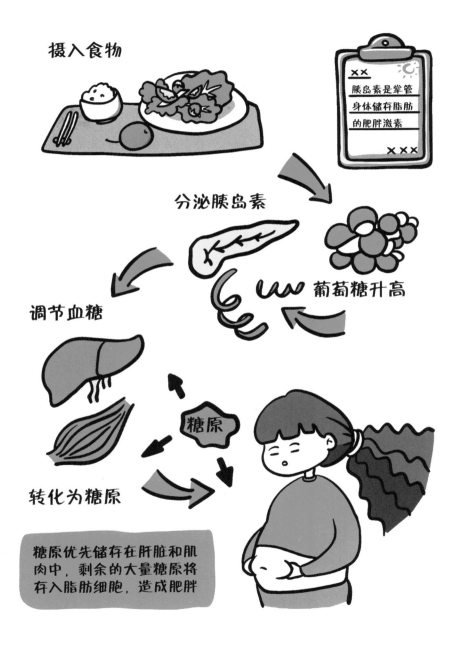

摄入食物

胰岛素是掌管
身体储存脂肪
的肥胖激素

分泌胰岛素

调节血糖

葡萄糖升高

糖原

转化为糖原

糖原优先储存在肝脏和肌肉中，剩余的大量糖原将存入脂肪细胞，造成肥胖

❷ 现代人的肥胖成因——胰岛素抵抗

胰岛素属于储存型激素，胰岛素释放得越多，身体越容易囤积脂肪。如果经常食用高糖类食物，就会开始一个恶性循环。因为细胞接收葡萄糖的能力有限，所以如果血液中的胰岛素水平长期居高不下，那么细胞对胰岛素的敏感度就会降低，形成胰岛素抵抗。

与经常生病打抗生素针的人会出现抗生素抵抗（耐药性），导致同等剂量的药物无法治疗好原来的疾病，所以必须加大剂量一样，对于有胰岛素抵抗的人来说，同等剂量的胰岛素无法使原先血液中的糖原进入细胞，于是胰腺就需要分泌更多的胰岛素才能把血糖降下来。长此以往，恶性循环，人体细胞对胰岛素的抵抗越来越严重。而胰岛素又是促进脂肪合成的激素，这些大量的胰岛素会使身体合成更多的脂肪，所以胰岛素抵抗是现代人日渐肥胖的主要原因之一。

胰岛素抵抗最容易导致腹部脂肪堆积。如果你的腰围和臀围的比例大于0.9，就有较大可能存在明显的胰岛素抵抗。例如，腹部肥胖就是典型的胰岛素抵抗的症状。两个胰岛素抵抗程度不一样的人，减肥效果也会出现较大的差异。胰岛素抵抗程度较轻的人，减肥速度更快；而胰岛素抵抗程度较严重的人，减肥速度就更慢。

胰岛素抵抗也会阻碍大脑对瘦素信号的接收，进一步导致瘦素抵抗。瘦素管控身体吃饱的信号，一旦出现瘦素抵抗，大脑就不会接收到"吃饱就停"的信号。结果是，我们更容易食欲大增，导致出现不吃到撑得难受就不会停止的情况。

胰岛素抵抗除了会造成肥胖问题，还会引发糖尿病、心脏病、高血压、痛风、新陈代谢症候群等慢性疾病。

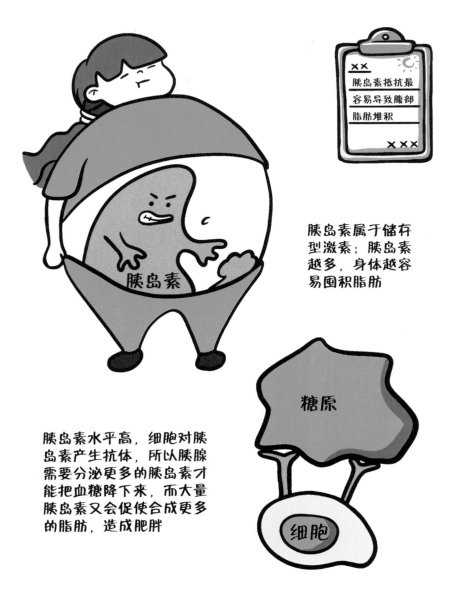

胰岛素抵抗最
容易导致腹部
脂肪堆积

胰岛素

糖原

细胞

胰岛素属于储存
型激素；胰岛素
越多，身体越容
易囤积脂肪

胰岛素水平高，细胞对胰
岛素产生抗体，所以胰腺
需要分泌更多的胰岛素才
能把血糖降下来，而大量
胰岛素又会促使合成更多
的脂肪，造成肥胖

❸ 促使肥胖激素大量释放的食物

为避免肥胖激素大量释放，我们要控制糖类食物的摄入。

首先最应该避免摄入的，就是白色糖类食物。白色糖类食物，指的是我们在日常生活中经常吃到的糖类食物，例如酥脆的糖果、绵软香甜的蛋糕、美味的冰激凌、好喝的饮料，还有女性最爱的奶茶、巧克力、甜甜圈等，以及水果干、薯片、饼干、点心等零食。这些常见的加工食品，都含有大量的糖。

其次，引发胰岛素大量分泌的不只是这些白色糖类食物，还有米黄色糖类食物。米黄色糖类食物，通常指的是富含淀粉的食物。很多人对含糖食物的认识存在误区，以为添加了糖的食物才算是真的含糖食物，其实淀粉也是一种糖类食物。虽然淀粉类食物吃起来不像添加糖的食物那么甜，但是当淀粉进入肠道被人体消化后，就会分解成葡萄糖进入血液。

你知道吗？3两白米饭分解产生的糖，比一罐240毫升可乐含的糖还要多！所以并不是只有甜的东西才是糖类食物。我们常吃的主食，比如米饭、面条、馒头、面包、饼、粥……这些尝起来虽然不甜，但是顿顿出现在餐桌上的食物，都属于糖类食物。

除了一日三餐的主食，我们平时吃的甜点、奶茶、薯片等零食，都会增加糖类食物的摄入量。而这些吃进身体里的多余的糖，将会被转化成脂肪储存在身体里。所以，减少摄入刺激肥胖激素大量释放的糖类食物，已经成为减肥人群实施减肥的"必备动作"。

白色糖类食物：
直接导致发胖，最应该避免摄入

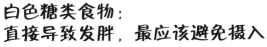

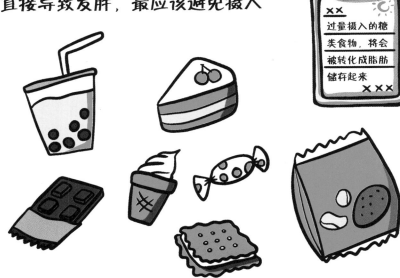

过量摄入的糖
类食物，将会
被转化成脂肪
储存起来

米黄色糖类食物：
淀粉类食物，可适量摄入

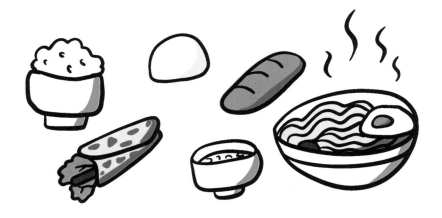

二、打开燃烧脂肪的"大门"

① 如何才能开始燃烧脂肪

人体有两种不同的供能模式：燃糖供能模式和燃脂供能模式。想有效地燃烧脂肪，必须从燃糖供能模式切换到燃脂供能模式。在高糖类食物的饮食模式下，身体会优先选择用葡萄糖来作为燃料供能。葡萄糖供能是最快速的供能方式，所以在使用葡萄糖供能的情况下，身体很少会燃烧自身脂肪来供应能量。

而当我们减少饮食中糖类食物的摄入后，身体就会选择第二大能量供应来源，即将脂肪作为主要的燃料进行供能。于是身体开始燃烧自身的脂肪和摄入的脂肪来供应能量。当使用脂肪供能时，我们就进入了燃脂供能模式。如果饮食中摄入过多糖类食物，身体就会停止燃脂供能，转而切换回燃糖供能模式。

所以，想通过燃烧脂肪来供能，就必须减少糖类食物的摄入，同时积极摄入充足的蛋白质和脂肪类食物。

除此之外，我们还可以利用糖原异生来帮助身体消耗脂肪。当减少糖类食物的摄入后，身体会帮助保持一定的血糖水平，将蛋白质、脂肪等非糖类物质作为"原料"，在体内自行合成葡萄糖，这个过程就被称为糖原异生。

由于将这些非糖类物质转化成葡萄糖的效率，没有直接使用糖类物质的效率高，所以身体需要多燃烧20% ~ 33%的热量来促进发生糖原异生作用。在无形中，身体就可以消耗更多的脂肪。同样，若摄入过多的糖类食物，人体就会停止糖原异生。

想更好地燃烧脂肪，必须积极摄入用于发生糖原异生作用的"原料"，例如蛋白质、脂肪、维生素、矿物质等营养素。因为当体内的蛋白质含量不充足时，身体就会开始分解肌肉进行糖原异生。而肌肉是保证基础代谢率的基础。所以，节食、不吃肉类食物并不能帮助我们成功减肥。

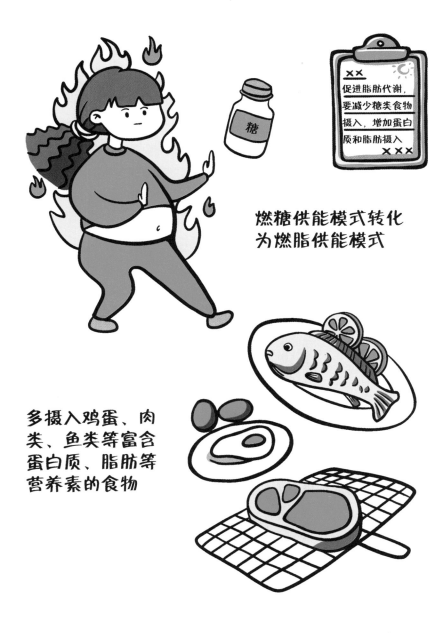

燃糖供能模式转化
为燃脂供能模式

多摄入鸡蛋、肉
类、鱼类等富含
蛋白质、脂肪等
营养素的食物

❷ "血糖过山车"会中止我们的脂肪燃烧

我们已经了解到，肥胖激素胰岛素是储存型激素，在释放胰岛素的时候，身体进入储存脂肪的模式。而只有胰岛素回归正常水平，身体才能进入燃烧脂肪的耗能模式。所以当储存脂肪的时间多于消耗脂肪的时间时，身体会容易囤积脂肪，人就变得越来越胖了。

如果在一日三餐的饮食当中，摄入了较多的糖类食物，比如一份菜少饭多的盖浇饭，或者一碗油泼面、一个面包等，那么胰岛素就会因为突然升高的血糖水平而大量释放，而过量分泌的胰岛素又会导致餐后的血糖水平降得太快、太低，血糖如此大起大落的过程就是所谓的"血糖过山车"。

当出现"血糖过山车"时，由于血糖降得过低，人会出现困倦、发抖、烦躁不安的情况，同时也会更加容易感到饥饿，迫不及待地想要吃零食。事实上，大多数人的零食选择通常都是奶茶、饼干、巧克力、蛋糕、水果等高糖类食物。而吃零食的过程又会打断两餐之间的燃脂模式，让身体停止燃烧脂肪，重新回归到储存脂肪的模式。一天当中，这样循环往复的"血糖过山车"，会导致人体燃烧脂肪的时间远远少于储存脂肪的时间。也就是说，囤积脂肪的机会变多了，而消耗脂肪的机会变少了。

前面我们讲过，一天当中频繁地大量分泌胰岛素还会影响瘦素的传达，从而使人的食欲变得更强、吃得更多。避免血糖像过山车一样大起大落，对于预防肥胖来说是非常重要的。所以，必须改掉在两餐之间吃零食的习惯，尤其是高糖类食物。另外这也同样解释了，少食多餐的饮食习惯并不能够真正帮助你减肥，反而会使你更容易发胖的另一个原因。

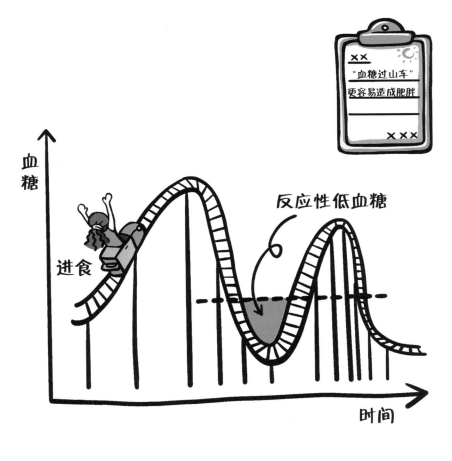

三、小麦——肥胖之王

肥胖的原因竟然是小麦

小麦制品是我们生活中常见的主食，例如面包、面条、比萨、馒头等面食，它们的原料就是小麦。

1. 小麦是容易使血糖水平快速上升、刺激肥胖激素胰岛素大量分泌的高糖类食物的主要原料。让女性爱不释手的蛋糕、甜品除了含有小麦，还添加了大量的糖，简直糖分"爆表"！如果能够替换掉这些小麦类主食和甜品，在无形中就会大大减少糖的摄入。

2. 小麦含有麸质。麸质是一种大量存在于小麦、黑麦、大麦中的蛋白质，它最主要的成分是谷蛋白和醇溶谷蛋白。通俗点来说，麸质就是面筋。面条筋道、面包蓬松拉丝、馒头有嚼劲，都是因为小麦中的麸质具有黏性，可以让面团变得富有弹性。

而麸质可以说是食物中的"肥胖之王"。含有麸质的主食，通常含糖量都非常高。此外，研究显示，麸质能通过刺激大脑产生快感来激发食欲。所以这些含有麸质的主食和零食，总是会让人一吃就停不下来，如同上瘾一般。过度旺盛的食欲是引起现代人肥胖的主要原因之一。

而且，麸质还会增加患胰岛素抵抗、糖尿病和脂肪肝的风险。前面讲过，胰岛素抵抗是现代人肥胖的主要原因之一。所以，想拥有更加健康苗条的身材，就要尽量避免吃以小麦为原料的食物。

事实上，除馒头、面包、甜点等之外，日常生活中还有很多食物都以小麦为原料，例如酱料、饼干等。所以，建议大家在选购食品时，先查看配料表，尽量避免含有"小麦粉"的食品。

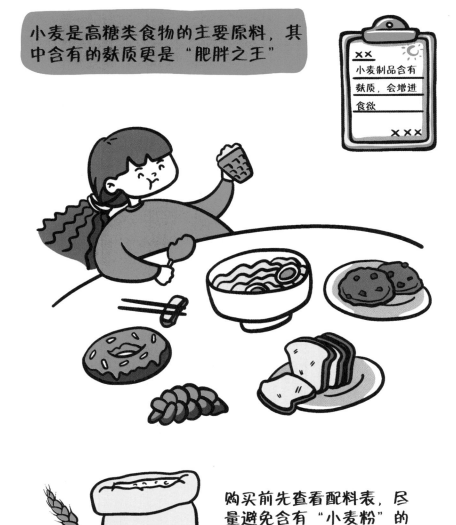

小麦是高糖类食物的主要原料，其中含有的麸质更是"肥胖之王"

××
小麦制品含有麸质，会增进食欲
×××

购买前先查看配料表，尽量避免含有"小麦粉"的食品

四、总想吃东西，你可能对糖上瘾

① 你知道吃糖会上瘾吗

明明不饿，却总想吃东西；看到甜品、奶茶、蛋糕就会抵挡不住诱惑；吃东西的时候容易狼吞虎咽；心情差的时候会很想吃甜食来安慰自己……其实，这些反应并不代表你的自控力不强，而是因为你身体中的糖瘾在作祟。

很多人都有糖瘾。据统计，97%的女性和68%的男性会对含糖的食物有强烈的渴望。我们为什么会有糖瘾呢？事实上，当摄入糖类食物时，大脑中的"奖赏"中枢会分泌一种神经传递素——多巴胺。多巴胺会让人产生短暂性的满足感和幸福感。当这种行为经过多次重复后，大脑的神经可塑性就会不断强化吃糖的这个行为，让它变成一种难以戒掉的习惯。

糖瘾和烟瘾类似，是在大脑中枢已经形成的上瘾症。所以，这并不是只靠你的自控力、意志力就能解决的问题。不要小瞧糖瘾的威力，早有科学实验表明，人对糖的上瘾程度比对可卡因还要大！

造成糖瘾的原因，除了多巴胺，还有肥胖激素胰岛素这个"帮凶"。大量的胰岛素分泌很容易引起"血糖过山车"，而"血糖过山车"的反应又会刺激食欲增加，让我们更加想要吃东西，尤其是能快速提升血糖的糖类食物。这样形成一个恶性循环，使我们对糖类食物更加上瘾，也更加容易养成一吃就停不下来的暴食行为习惯。

我们仔细想想，不难发现，通常很少有人会对肉、鸡蛋、大白菜、西蓝花上瘾，但是会有很多人对巧克力、冰激凌、甜品上瘾。这就是糖的特殊之处，让人在不知不觉中深陷糖瘾的控制，无法自拔。

糖瘾:
吃甜食, 大脑分泌多巴胺, 产生满
足感和幸福感, 对甜食更加上瘾,
从而进食更多甜食

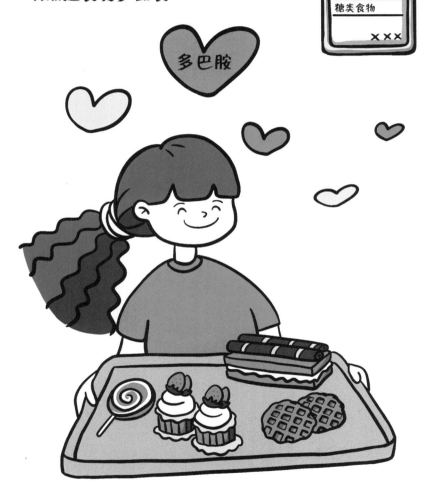

对糖上瘾会促
使吃下更多的
糖类食物
✕✕✕

多巴胺

1 为什么你一直瘦
不下来? 请先了
解减肥的真相

2 要想瘦得快, 如
何吃主食是关键

3 顿顿有肉,
超幸福的减肥法

4 吃对让你变瘦的
膳食脂肪

5 水果、蔬菜生来
不平等

❷ 3个方法帮你摆脱对糖的依赖

对于糖瘾，你不是一个人在战斗！想更好地避免因糖瘾导致的食欲大增、暴饮暴食的情况，你首先要从饮食方面做出调整。减少摄入糖类食物，避免刺激多巴胺和肥胖激素胰岛素的分泌，同时多摄入能稳定血糖和胰岛素的食物，确保血糖水平稳定，这是戒除糖瘾、成功减肥的第一步。

1. 为了更好地戒除糖瘾，你需要在日常饮食中摄入更多的膳食纤维、蛋白质和健康的油脂。因为它们可以帮助身体平衡血糖水平和胰岛素水平，同时还能大大延长饱腹感的持续时间，降低因糖瘾引起的食欲增加。

2. 除了调整饮食结构，补充维生素和矿物质也十分必要。B族维生素能很好地帮助你克服糖瘾，尤其是维生素 B_6 和维生素 B_{12}。动物肝脏、蛋黄、红肉等食物，都是B族维生素的良好来源。此外，蔬菜中富含的矿物质钾对于缓解糖瘾也很有帮助。还有益生菌，也能帮助你降低对糖的渴望，因为它能有效去除体内的酵母菌，维持肠道的菌群平衡。所以，平时可以多吃些无糖酸奶、泡菜、苹果醋等富含益生菌的发酵类食物。

3. 选择正确的运动方式对控制糖瘾同样重要。有氧运动，实际上会让你更加渴望吃糖类食物；而高强度间歇性运动和瑜伽、普拉提等，则有助于你更好地稳定血糖、远离糖瘾。

戒掉糖瘾是一个改变习惯的过程，它需要时间。所以，多给自己一点耐心，科学地认识你和食物的关系，才是让减肥成功的正确方向。

多摄入富含膳食纤维的食物

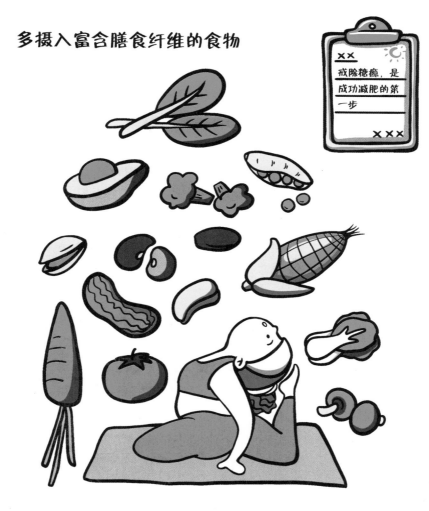

戒除糖瘾，是成功减肥的第一步

选择正确的运动方式

✗ 有氧运动 ✓ 高强度间歇性运动和瑜伽、普拉提

五、好吃不胖的主食这样选

① 富含膳食纤维的优质主食

减肥时期如何选择主食，才能吃饱吃好还不发胖呢？我们首先要了解一个概念，从专业的角度上来说，糖属于碳水化合物。碳水化合物是一个大的分类，其中包括糖、淀粉、膳食纤维。而这其中会导致肥胖激素大量分泌的是糖和淀粉，也是我们首先要避免摄入的，糖类、淀粉类食物包括含糖的零食、饮料、酱料、调味品等，以及常见的精细化主食（如米饭、面条、粥、饼、面包等）。

而同样属于碳水化合物的膳食纤维，并不会与糖和淀粉"同流合污"。它不仅不会引起肥胖激素胰岛素的大量分泌，反而对平稳血糖、增加饱腹感和维持肠道菌群健康有很好的作用。膳食纤维多存在于新鲜的蔬菜当中。所以，我们应该优先选择富含膳食纤维且营养更全面的根茎类蔬菜作为主食。

相比包含大量麸质的小麦和已经去除麸皮胚芽、仅剩一点营养的胚乳却含有大量淀粉的大米来说，根茎类蔬菜除含有淀粉之外，还含有膳食纤维、维生素、矿物质等其他营养成分。虽然根茎类蔬菜也含有淀粉，但是其中富含的膳食纤维和淀粉混在一起，增加了身体消化分解的时间，让淀粉转化的糖原缓慢地释放到血液中，间接地帮助调节血糖水平，避免了肥胖激素胰岛素的大量分泌。

常见的可以替代精细米面当主食的天然根茎类蔬菜，包括南瓜、胡萝卜、红薯、紫薯、藕、芋头、土豆等。如果一顿饭中包含一碗米饭和一盘酸辣土豆丝（这就是精细主食＋优质主食的组合），那么这顿饭中的糖含量就会严重超标。所以，我们应该把根茎类蔬菜放在一顿饭的主食比例当中，再配以非根茎类的绿叶蔬菜和富含蛋白质和脂肪的肉蛋类食物，这样在减少肥胖激素分泌的同时还能获取更加丰富的营养素补充。这样的一餐搭配，无论从增加营养方面还是减脂方面来说，都会非常出色。

减肥时期如何选择主食

避免糖类、淀粉类食物，如零食、饮料、酱料、调味品、米饭、面条、粥、饼、面包等

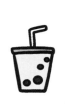

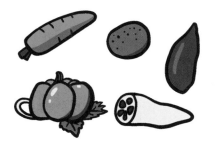

选择营养更全面的膳食纤维类食物，如南瓜、胡萝卜、红薯、紫薯、藕、芋头、土豆等

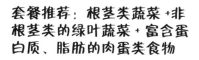

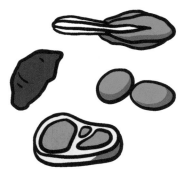

套餐推荐：根茎类蔬菜+非根茎类的绿叶蔬菜+富含蛋白质、脂肪的肉蛋类食物

② 简简单单主食瘦身法

除了用根茎类蔬菜替代精细化主食，我们还可以通过摄入抗性淀粉来辅助平衡血糖水平，避免肥胖激素大量分泌。什么是抗性淀粉呢？

抗性淀粉和淀粉不一样。事实上，抗性淀粉算是一种膳食纤维，因为它和膳食纤维一样都有抗消化的功能。许多研究表明，抗性淀粉对健康有益，例如，它可以降低血糖水平、提高胰岛素的敏感性、降低食欲，以及改善消化道健康。

而获得抗性淀粉最简单的办法，就是将根茎类蔬菜煮熟后再冷却！将含有淀粉的食物煮熟后冷却，会使食物中的一些普通淀粉转化成为抗性淀粉。所以，如果将红薯、南瓜、土豆、紫薯这样的根茎类蔬菜一次性蒸煮2～3天的量，然后放入冰箱冷藏，等到用餐时再拿出来替代精细米面食用，可以更好地帮助我们减脂。

但是需要注意的是，膳食纤维和抗性淀粉并不是万能的，它们不能抵消摄入过量的糖类和淀粉类食物。所以哪怕是优质主食，我们也不能毫无节制地摄入。如果摄入过多的根茎类蔬菜，其中过量的普通淀粉，也会转化成过量的葡萄糖变成脂肪储存进我们的身体。所以，建议每一餐的优质主食占一餐总量的30%即可。

进食的顺序对于血糖水平也存在影响。例如，先吃蔬菜、肉蛋类食物，最后再吃主食，能使血糖水平的波动趋于平稳，这也会大大降低对肥胖激素的刺激。

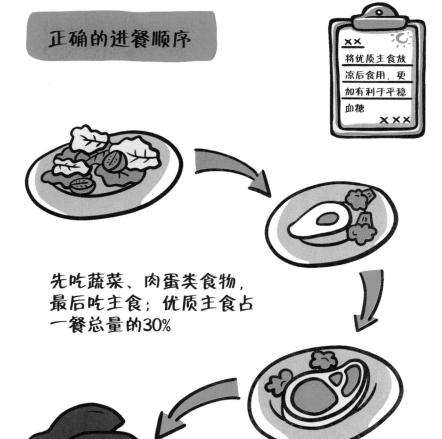

正确的进餐顺序

将优质主食放凉后食用，更加有利于平稳血糖

先吃蔬菜、肉蛋类食物，最后吃主食；优质主食占一餐总量的30%

③ 更多可口的主食选择

除了根茎类蔬菜，优质主食还有哪些选择呢？其实有利于健康和减脂的主食有很多，比如魔芋食品。以前我们常吃的魔芋食品，是在涮火锅的时候涮煮的魔芋结；现在的魔芋食品已经有了更多的形态，其中就有最接近我们平时吃的米面的魔芋米和魔芋面，它们是非常好的精细米面的替代品。

魔芋几乎不含淀粉和糖，不会刺激肥胖激素胰岛素的分泌。同时，魔芋中的葡甘露聚糖是一种很好的益生元，对改善便秘，促进钙、镁、铁、锌的吸收十分有帮助。不过想要选择一个好的魔芋食品也有前提，首先要避免有大量添加剂的魔芋零食，其次购买魔芋米面时要尽量选择无小麦粉、燕麦粉等添加的纯天然魔芋食品。

如果你爱吃饼类的主食，也可以选择使用鸡蛋来代替面粉。例如，加入了培根和蔬菜的鸡蛋饼，就是一个很好的主食替代选择；还有中国传统美食蛋饺，也完美地解决了精细化面粉和麸质的问题。鸡蛋真是一个美味又神奇的食材，在完全不用面粉的情况下，用它就能做出美味的蛋饼和蛋饺。

爱吃面包的女性可以将烘焙使用的面粉，替换成含糖量比较低的杏仁粉和椰子粉。当然，也可以在其中添加奇亚籽或者洋车前子壳粉来增添风味。相较于面粉来说，杏仁粉和椰子粉不含麸质，同时含有较多的膳食纤维和大量的镁，对平衡血糖很有好处。

实际上，主食的选择并不仅仅限于米面，还有多种多样的食材可供选择。无论是对于减肥，还是对于健康来说，我们都应该选择营养密度更大，同时对肥胖激素刺激更小的优质主食。

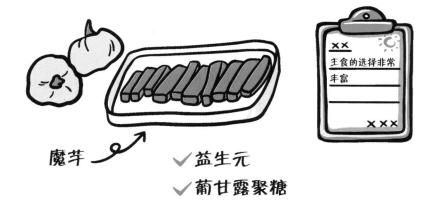

魔芋

✓ 益生元
✓ 葡甘露聚糖

主食的选择非常
丰富

加入培根和蔬菜
的鸡蛋饼

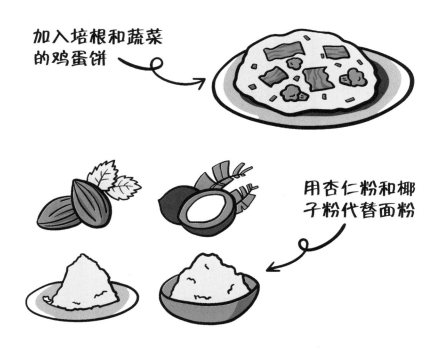

用杏仁粉和椰
子粉代替面粉

六、小心隐藏在生活中的"肥胖杀手"

① 无糖食品的骗局

越来越多的人已经意识到，糖不健康，吃糖是一个坏习惯。糖除了带来甜蜜的味道，带给我们更多的是糖尿病、冠心病、肥胖等代谢疾病。所以，现在也有越来越多的人在超市购买食品时，会选择听上去更健康的无糖食品。但是，你了解过无糖食品吗？

通常大部分人认为糖就是白砂糖，只要不吃带白砂糖的食物就可以了。但实际上，糖类食物中可不只有白砂糖。超市里80%以上的食物都是含糖的。而我们常见的无糖饼干、无糖果汁、无糖面包，虽然打着"无糖食品"的标签来诱导更多的人购买，但事实上它们并不是不含糖，它们只是不含额外的添加糖而已。

举个例子，无糖饼干和无糖面包当中使用最多的原料就是小麦粉。在前面我们讲过，糖类食物还包括常见的主食，像小麦粉这样的高淀粉类食物在进入人体后，一样会被消化分解成葡萄糖。所以这些食物貌似无糖，但实际上含糖量一点都不低。一袋无糖饼干，每100克中就有约50克碳水化合物。

再比如无糖果汁。无糖果汁是没有额外添加糖的，但这并不代表制作果汁的水果不含糖。好比一根普通的香蕉本身就含有果糖、葡萄糖、麦芽糖等糖类物质。而且，用来制作果汁的水果普遍含糖量都较高，这样制作出的果汁才香甜好喝。所以，哪怕是不额外添加糖的天然果汁，也一样会糖超标，让人发胖。

所以，请检查你家里的无糖食品是否真的无糖。

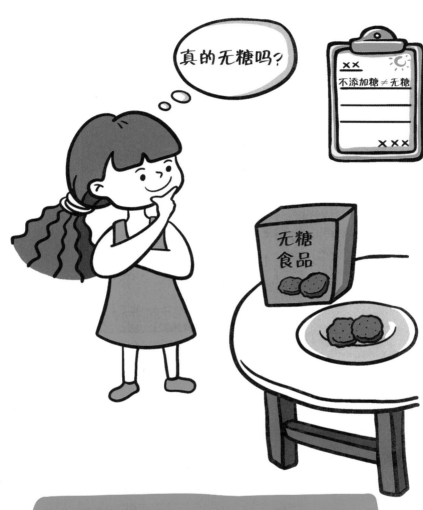

无糖食品只是不含额外添加糖的食品；含小麦粉、果糖、麦芽糖等的食品也属于糖类食物

❷ 无处不在的糖

在日常生活中，糖几乎可以说是无处不在。它常常隐藏在你想都想不到的地方，且常伪装成你不认识的样子出现。

我们在超市里购买食品时，以为避开零食区，就是避开了糖类食物。但事实上，当你仔细查看食品配料表时，就不难发现，处处都有糖的影子。例如，常见的加工肉类食物中就含有白砂糖，常吃的火腿肠、鱼罐头中含有白砂糖，老干妈酱中含有白砂糖，咖啡店的茶饮中会额外添加糖，还有泡菜、酸奶、肉脯中也都有大量的糖。

就连在做饭时用到的酱料，也含有大量的糖类物质，例如常见的沙拉酱、番茄酱、辣椒酱、烧烤酱、豆瓣酱，等等。在外就餐时，大多数餐厅为了增添风味，都会在饭菜里额外添加糖或者使用含糖的酱料。

食品业之所以如此滥用添加糖，正是因为糖能改变食物的口感，还能刺激多巴胺的分泌，让人觉得好吃上瘾，进而促成一次次的复购。糖越多，你越上瘾。

还有研究表明，当你摄入蔗糖时，蔗糖会"绕过"那些提醒你吃饱的激素，也就是说，蔗糖会使你在不知不觉中过度饱食。而蔗糖是现在在食品当中最常用的添加糖种类。

还需要注意的是，食品制造商常常会使用五花八门的名称来隐藏食品中真正的糖类物质，比如玉米糖浆、果葡糖浆、麦芽糖、果糖、葡萄糖、红糖、结晶果糖、浓缩果汁、乳糖等。其实，无论它们叫什么名字，都属于糖类物质，都会让你发胖。

所以，做一个聪明的消费者，学会查看食品标签和配料表，这样才不会被隐藏的糖类食物阻碍瘦身之旅。

白砂糖、淀粉糖类、蔗糖，或在配料表中伪装成玉米糖浆、果葡糖浆、麦芽糖、果糖、葡萄糖、红糖、结晶果糖、浓缩果汁和乳糖等的糖类物质，都是糖

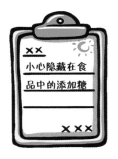

XX
小心隐藏在食品中的添加糖

XXX

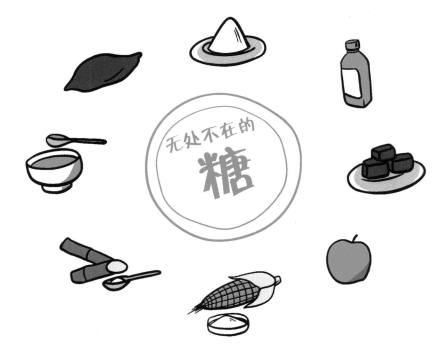

无处不在的
糖

❸ 如何避免添加糖

2015年，世界卫生组织（WHO）建议，成人每日摄入的添加糖不应超过总摄入量的5%。对于正常体重的成人来说，每日摄入的添加糖不应超过25克。可是你知道吗，一瓶550毫升的可乐就含有将近60克的糖；一瓶无糖酸奶中大约有17克天然乳糖，如果酸奶中再额外添加了糖，那么它的含糖量就有可能达到47克；一杯常见的添加了糖的果汁，总的含糖量居然可以达到130多克。所以，如果你的一日三餐中配有大量主食，炒菜也额外使用白砂糖和酱料，两餐之间再来几块零食，那么这一天你摄入的糖就会积少成多，为你积攒更多的脂肪。

如何做才能不被各种添加糖牵着鼻子走，以下几个方法也许能帮助你战胜摄糖过量的习惯。

1. 学会查看食品标签，尤其是食物配料表。就算食品标签上标明了"无糖""天然""健康"等文字，也并不代表它就是真正的健康食品。还要小心那些吃上去并不甜，但是通常都含有添加糖的食品，例如番茄酱、烧烤酱、风味酸奶、火腿肠等加工食品。除了查看配料表中配料的名称，还要注意配料的顺序，这也是判断食品含糖多少的线索。按照相关规定，食品的配料要按照含量从高到低进行排序。也就是说，配料表中排行第一的配料，它的含量是最高的。而大多数零食的配料表中，小麦粉和白砂糖都位居前列，这就是典型的糖类+添加糖的组合。还有各种令人眼花缭乱的添加剂，不仅没有任何营养，若长期摄入，还会给身体增加额外的负担，拉低基础代谢率，引发潜在的健康风险。

2. 不要额外添加糖。拒绝喝市售的含糖饮料，改掉在咖啡和茶中添加糖的习惯，也别在做饭的时候大把大把地撒糖了。一时的口舌之欲，只会给你带来更多的肥胖与健康问题。

3. 多吃真正的新鲜食物。例如，健康的脂肪类食物，还有新鲜的绿叶蔬菜和含优质蛋白质的食物（是真正的食物，不是各类加工食物）。这些新鲜食物可以帮助你增加饱腹感，减少对糖的渴望。

WHO建议，成人每日摄入的添加糖，不应超过总摄入的5%

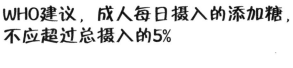

避免摄入添加糖，才可以更好地减少身体脂肪

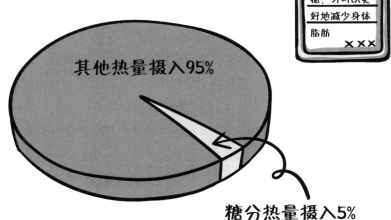

其他热量摄入95%

糖分热量摄入5%

学会查看食品标签，不要额外添加糖，多吃真正的新鲜食物

产品名称： × × × × ×
产地： × × × × ×
净含量： × × × × ×
配料： 小麦粉、白砂糖、植物油、玉米粉、麦麸、食用盐……

七、血糖越高，老得越快

糖是如何导致我们衰老的

谁都想拥有紧致光滑的皮肤和青春永驻的容颜，但是现在我们普遍存在的高糖饮食习惯，却正在加速我们的衰老。导致衰老的"坏蛋"之一，正是AGEs，它也被称为晚期糖化终产物。它是血液里的糖和体内蛋白质发生美拉德反应，即糖化反应产生的一种化合物。

试想一下，地板上撒了糖，如果不及时清理，是不是会变得黏黏的？所以，如果我们在平时的饮食中摄入过多的糖类食物，那么糖就会转化成血糖，存在于全身的血液中。而这些黏黏的葡萄糖分子，就会与人体内的肌肉和皮肤等蛋白质相结合，改变蛋白质的结构，从而产生AGEs。这个过程就是人体内发生的糖化反应。

胶原蛋白是首先受到影响的蛋白质之一。所以，AGEs也是导致色斑、皱纹、皮肤松弛等衰老问题的主要原因之一。

AGEs对身体的影响，绝不仅仅表现在容貌的衰老上。摄入过多的糖类食物，会使得AGEs在体内长时间地累积，不断产生破坏力。AGEs还会引起身体的慢性炎症水平升高，阻碍肌肉生成，导致身体各个器官细胞老化，诱发一系列退行性疾病，例如动脉硬化、白内障、慢性肾衰竭和阿尔茨海默病等。所以，血糖一直处在高水平的人，从内到外，都会衰老得很快。

该如何防止过多的老化物质AGEs生成呢？首先，减少摄入使血糖水平急剧升高的糖类食物。其次，AGEs不止限于在体内生成，如果食物中同时含有糖和蛋白质或脂肪，那么在120℃的高温下，也会很快生成AGEs，如放了糖的红烧肉、涂抹含糖酱料的烤肉和油炸食品，所以我们也应该避免食用这类食物。

简单总结来说，AGEs不仅会让你老得更快，还会造成各种各样的慢性疾病，让你更加容易发胖。

摄入糖类食物

避免摄入过量
的糖类食物，
是抵抗衰老的
基础

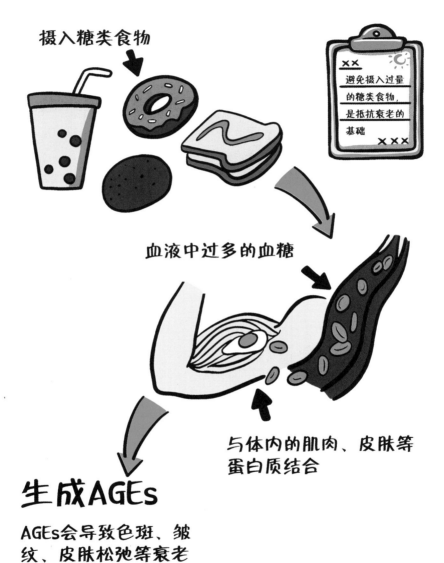

血液中过多的血糖

与体内的肌肉、皮肤等
蛋白质结合

生成AGEs

AGEs会导致色斑、皱
纹、皮肤松弛等衰老
问题

八、保护好你的瘦身激素

神奇的瘦身激素——瘦素

为了燃烧身体内多余的脂肪，我们要好好利用能够帮助燃烧身体脂肪的激素，比如瘦素。瘦素也叫瘦蛋白，是一种可以抑制食欲，不让你过度饱食，帮助你调节身体平衡，提高身体代谢，使你更容易燃烧脂肪、更容易瘦下来的激素。

瘦素由脂肪细胞产生，所以它的含量与身体脂肪的含量成正比。身体脂肪增加，瘦素水平也会上升；身体脂肪减少，瘦素水平也随之下降。也就是说，在人体原本的生理机能中，就具有防止体内脂肪增加过多的系统。

既然我们的身体中有这样的系统，为什么还会出现那么多肥胖问题呢？这是因为身体的瘦素系统出了问题。当身体脂肪增加时，脂肪细胞会根据需要分泌瘦素。但如果接收瘦素信号的受体变得不再灵敏，不能很好地接收瘦素传达的信号，瘦素就不起作用了，这种情况也叫瘦素抵抗。通常，食欲旺盛、饭后总忍不住想吃甜点、腰腹部有明显赘肉等，都是瘦素抵抗的明显特征。

造成瘦素抵抗的原因，包括胰岛素抵抗、身体炎症及长时间维持高水平的瘦素。长期摄入高糖类食物引起的胰岛素抵抗，会影响瘦素系统的正常工作；身体炎症增加，会使下丘脑接收信号的敏感度下降；长时间的肥胖导致瘦素水平一直居高不下，也会影响身体的敏感度。

所以减少食用糖类食物，避免因摄入加工食品中的各种添加剂引发身体炎症尤为重要。与此同时，可以再增加摄入 ω-3 脂肪酸来帮助缓解身体炎症。你还可以多吃些膳食纤维含量高的蔬菜，例如生菜、芹菜、白菜等，也同样有助于改善瘦素抵抗。

身体细胞是不断交替更新的，激素对于制造肌肉、分解脂肪、燃烧脂肪等新陈代谢十分必要。所幸的是，我们可以通过良好的饮食习惯来解决瘦素抵抗这个可怕的问题。

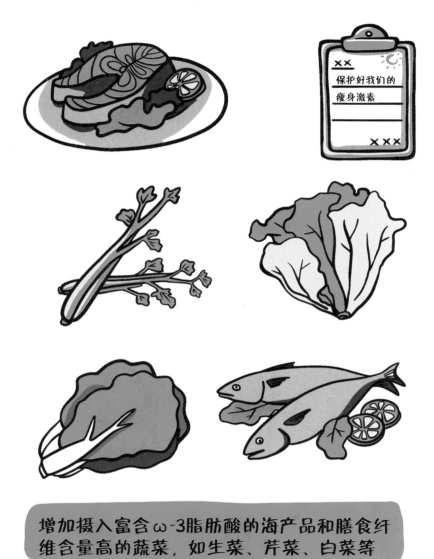

增加摄入富含ω-3脂肪酸的海产品和膳食纤维含量高的蔬菜，如生菜、芹菜、白菜等

关注公众号，回复"蛋白质"
即可领取常见食物蛋白质含量表

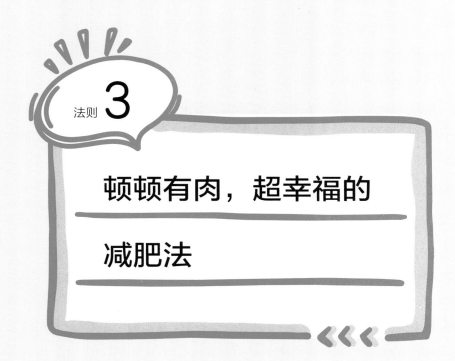

法则 **3**

顿顿有肉，超幸福的

减肥法

一、减肥的主角是肉类，配角是蔬菜

只吃蔬菜沙拉会导致营养不足、拉低基础代谢率

很多人认为，减肥就要放弃肉类，每天仅靠吃蔬菜沙拉来降低热量摄入以达到目的。事实上，这种方式也许在短时间内能帮助你降低体重，但是从长期来看，这样的饮食方式会拉低你的基础代谢率，无法真正达到最终的减肥目的，也无法让你养成易瘦的体质。

试想一下，"不吃肉，只吃素"的饮食方式如果真的可以减肥，为什么寺庙里的许多和尚还会出现肥胖问题呢？

长期仅靠吃蔬菜沙拉来减肥，一味地降低热量摄入，会导致身体缺少必需脂肪酸和蛋白质，造成体内激素水平失调，这会让减肥的路越走越艰难。不仅如此，女性长期素食还可能导致卵巢发育不良、激素分泌失常、月经紊乱、贫血，甚至出现不孕的情况。男性也不例外，长期吃素的男性，体内会缺乏锌、锰等营养素，而缺乏这些物质会影响男性的性功能和生育能力。

而且，长期不沾荤腥会使人体所需的一些营养成分得不到及时的补充，如钙、铁、碘、维生素B_{12}及脂溶性维生素等，从而导致营养不良，增加患心脑血管等慢性疾病的风险，同时还会损害到某些身体器官。

此外，蔬菜沙拉还存在一个问题，那就是通常市售的蔬菜沙拉，使用的都是一些水分含量比较高的生菜、黄瓜、番茄、南瓜等，其营养成分过于单一，缺少像海带、蘑菇、坚果等这些富含矿物质的素食。

不吃肉、只吃蔬菜并不是减肥的绝佳方式，甚至会损害你的健康。没有健康，又何谈拥有一个好身材呢？摄入足够的营养、平衡体内的激素水平才是减肥的重心。

只吃蔬菜，降低热量摄入，导致身体缺少必需脂肪酸和蛋白质，造成体内激素水平失调

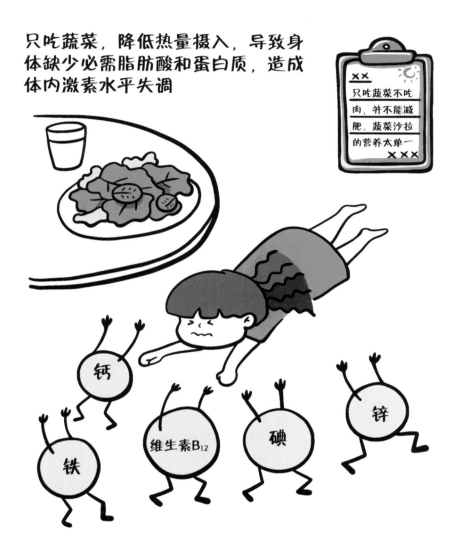

只吃蔬菜不吃肉，并不能减肥。蔬菜沙拉的营养太单一

长期不沾荤腥，会导致身体缺乏钙、铁、锌、碘、维生素B₁₂及脂溶性维生素等

二、蛋白质才是新陈代谢的关键

减肥最大的误区就是不敢吃肉

长期只吃蔬菜的减肥方式，其最大的问题在于缺乏蛋白质摄入。蛋白质是人体组织的重要成分。我们的皮肤、骨头、内脏器官、血管、激素、头发等，都是以蛋白质为原料组成的。同时，蛋白质还具有促进新陈代谢、运输氧气及营养物质、提升免疫力、调节身体pH值等多个功能。蛋白质也被称为"生命的基石"。

但现代人偏高糖类食物的饮食方式和反复进行不合理的减肥，使蛋白质摄入不足成为普遍存在的情况。如果蛋白质摄入不足，身体就会发出信号，比如食欲旺盛、饭量越来越大、睡眠质量差，抵抗力弱容易生病，等等。

蛋白质不足也是导致衰老和肌肤问题的元凶之一。女性若缺少蛋白质，会出现皮肤干燥、粗糙及长皱纹、脸色变差、脱发等情况。

蛋白质对于减肥而言十分关键。蛋白质不足会导致肌肉损失，拉低基础代谢率，影响肝脏功能的正常运转，最终形成更容易发胖的体质。而吃肉能够摄取充足的蛋白质，这就有一个很大的好处，即大大降低饥饿感。因为蛋白质可以很好地减少体内的饥饿激素，增加饱足感激素，从而抑制旺盛的食欲，让你不用忍受饥饿，自然少吃，轻松瘦下来。

除了降低食欲，蛋白质还有消耗热量的功能。因为蛋白质的食物热效应是三大营养素中最高的，也就是说，吃富含蛋白质的食物时，你的身体通过咀嚼、吞咽和消化过程所消耗的热量是最多的。而且，蛋白质还能通过帮助修复肌肉组织来提高基础代谢率。

减肥一定要吃肉，摄入充足的蛋白质，才会刺激身体打开脂肪分解的"开关"，促进脂肪燃烧，让你变成一台"燃脂机器"。因此，减少糖类食物的摄入、增加蛋白质的摄入是控制脂肪燃烧"开关"的"钥匙"。

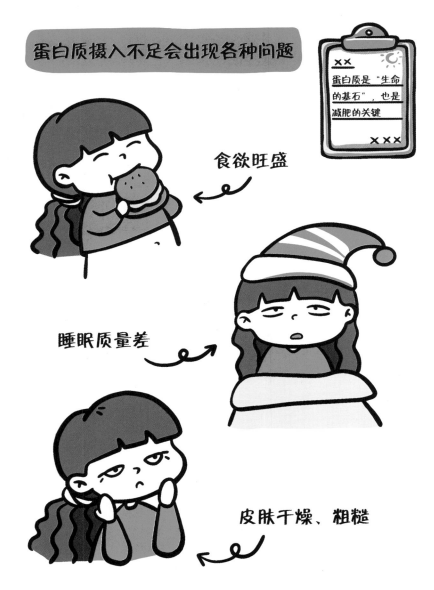

蛋白质摄入不足会出现各种问题

蛋白质是"生命的基石"，也是减肥的关键

食欲旺盛

睡眠质量差

皮肤干燥、粗糙

三、植物蛋白、动物蛋白，谁才是减肥赢家

① 选择更高效、更全面的蛋白质

生活中常见的蛋白质主要分为两类：植物蛋白和动物蛋白。但是现代人对蛋白质的认识往往存在误区，大多数人认为应该多摄入植物蛋白，潜意识里就会把植物蛋白和"健康""天然""低脂肪""高纤维"等联系在一起，感觉植物蛋白比动物蛋白更有利于减肥。

其实，你所摄入的蛋白质无论来自何处，最终都会被分解成氨基酸。身体会利用这些氨基酸来组建肌肉、制造身体所需的酶类物质或激素。但在此过程中，身体需要不同种类的氨基酸，缺少其中任何一种，整个运作过程都会瘫痪。

这些氨基酸又被分为必需氨基酸和非必需氨基酸。非必需氨基酸是人体自身可以生成的，而必需氨基酸在人体内无法生成，必须从食物中获取。

必需氨基酸有9种：组氨酸、异亮氨酸、亮氨酸、赖氨酸、蛋氨酸、苯丙氨酸、苏氨酸、色氨酸和缬氨酸。如果一种食物包含全部9种必需氨基酸，那么它就称得上是"完整的蛋白质来源"，能为你的身体提供所需的所有氨基酸。

动物蛋白是非常好的蛋白质来源，因为它往往包含了全部9种必需氨基酸，可以为人体提供完整的蛋白质。例如，肉类、鱼类、鸡蛋、奶制品等，都是动物蛋白的极好来源。植物蛋白虽然也含有氨基酸，但是很少会含有全部9种必需氨基酸，有的缺乏一种，有的缺乏多种。而且，我们摄入的蛋白质并非都能被身体吸收利用。人体对植物蛋白的吸收利用率，往往不如动物蛋白那么高。

因此，如果你想选择更完整的蛋白质来源，多吃几块肉就能轻松搞定。但是，如果仅仅补充植物蛋白，那么你可能就需要将大量的、多种类的植物蛋白混合摄入，才能保证人体必需氨基酸的完整性。因此，请优先摄入更为优质的动物蛋白。

动物蛋白

牛奶

请优先选择摄
入更完整的动
物蛋白

胜

PK

植物蛋白

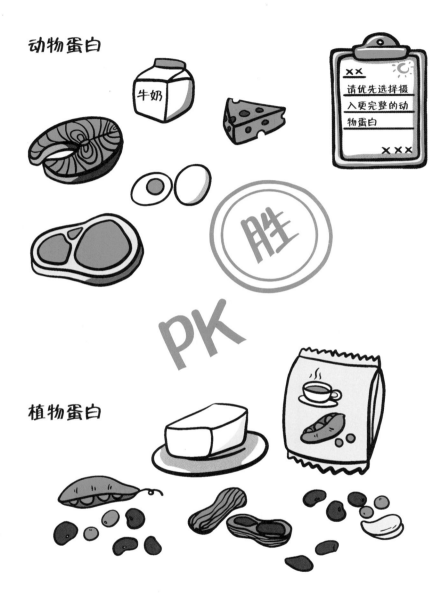

1 为什么你一直瘦不下来？请先了解减肥的真相

2 要想瘦得快，如何吃主食是关键

3 顿顿有肉，超幸福的减肥法

4 吃对让你变瘦的膳食脂肪

5 水果、蔬菜生来不平等

❷ 哪些人不适合吃豆类食物

植物蛋白最常见的来源，通常是黄豆、绿豆、蚕豆等豆类食物。豆类食物虽然也含有很多营养素，但是它并非适合所有人食用，尤其不适合正处于减肥期的年轻女性食用。

很多女性为了减肥成功，都会下意识地增加豆类食物的摄入，例如，大量吃豆腐，喝豆浆、豆奶等。但是摄入过多的豆类食物，可能会造成体内的雌激素水平过剩，导致形成下半身肥胖的梨形身材，还可能影响女性的生理健康。

因为大豆中存在一种与身体雌激素结构相似的植物雌激素：大豆异黄酮。很多人认为，补充大豆异黄酮能降低患乳腺癌的概率，还能帮助丰胸和改善更年期综合征。但是，也有很多研究显示，大豆异黄酮可能会导致有些人的激素分泌失调，增加患宫颈癌和乳腺癌的概率。这与每个人的个体差异有很大关系，也就是说，大豆异黄酮可能存在双向作用。

首先，对于减肥而言，雌激素不足和雌激素过剩都会导致身体发胖。但对于雌激素分泌旺盛的年轻女性来说，大量食用豆类食物会让身体中的雌激素过剩。雌激素过剩不仅会影响女性的生理周期，导致痛经等经前综合征，还会使下半身更容易囤积脂肪。所以如果你是下半身比较肥胖的女性，建议尝试减少摄入豆类食物。

其次，尿酸水平高、有肾脏疾病的人，同样不适合摄入过多的豆类食物。因为豆类食物中存在的草酸盐，会与身体中的钙离子结合形成草酸钙。如果你本身尿酸水平偏高，再摄入过多的草酸盐，就会更加容易形成肾结石。

豆类食物虽然含有丰富的植物蛋白，但是摄入仍然需要适量，过量摄入并不能帮助你获得更好的身材。

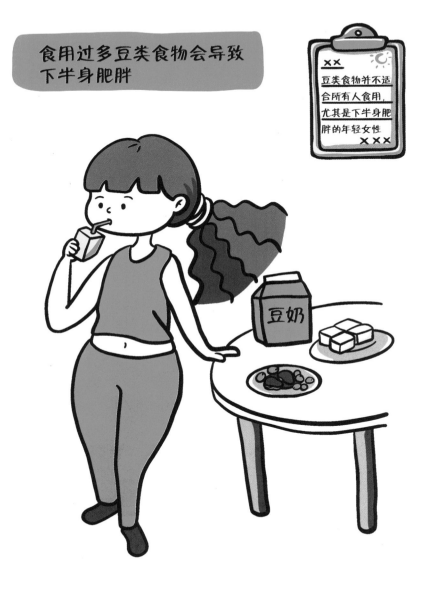

食用过多豆类食物会导致
下半身肥胖

豆奶

1 为什么你一直瘦
不下来？请先了
解减肥的真相

2 要想瘦得快，如
何吃主食是关键

3 顿顿有肉，
超幸福的减肥法

4 吃对让你变瘦的
膳食脂肪

5 水果、蔬菜生来
不平等

四、十个女性九个贫血，居然和它有关

贫血的女性很难瘦下来

女性由于特殊的生理特征，每个月都会流失一定量的血，再加上女性是减肥队伍的主力军，一减肥就不吃肉，所以很多女性都属于贫血的高发人群。贫血最常见的症状，正是很多女性都会有的容易疲惫、面色苍白、手脚冰凉、特别怕冷等。要知道，体温每下降1℃，人体代谢就会下降13% ~ 14%。

而缺铁性贫血是最常见的一种贫血，因为铁是血红蛋白的重要组成部分。我国第4次营养调查结果表明，中国居民大约每2人就有1人缺铁，每4人就有1人患缺铁性贫血。尤其是素食者，非常容易患上缺铁性贫血。在缺铁的情况下，因为身体会倾向于燃烧更少的脂肪，所以人也就更难瘦下来。

在补铁方面，很多女性存在误区。通过食物来补充的铁元素，一般分为两种：血红素铁和非血红素铁。血红素铁是人体最容易吸收的铁元素，一般存在于猪肉、牛肉、羊肉、动物肝脏等动物性食物中，可被人体吸收的比率为20% ~ 25%；而非血红素铁可被人体吸收的比率很低，只有3% ~ 5%，一般存在于菠菜、大豆等植物性食物中。这也是素食者吃了很多黄豆、菠菜等富含铁元素的蔬菜，却还是会出现缺铁性贫血的原因。

而且，植物性食物中存在抗营养素，例如草酸、凝集素、植酸等物质。这些抗营养素会抑制铁被人体吸收，进一步降低人体对铁元素的利用率。比如，菠菜虽然含有非血红素铁，但同样也含有大量的草酸。另外，贫血的人最好减少饮茶，因为茶叶中也含有一定量的抗营养素。为了避免因饮茶引起的贫血发生，可以在茶水里加点柠檬，因为柠檬中的维生素C可以加强人体对铁的吸收。

铁元素对人体尤为重要，如果不注意补铁，很容易导致铁元素摄入不足。而补充铁元素，摄入红肉及动物肝脏是效率最高的方式。不过，对于素食者来说，可以考虑补充富含铁元素的营养补充剂。

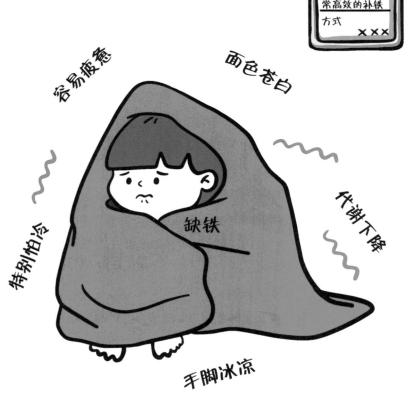

女性属于贫血的高发人群

××
多吃红肉及动
物内脏，是非
常高效的补铁
方式
×××

容易疲惫

面色苍白

特别怕冷

缺铁

代谢下降

手脚冰凉

五、每天摄入多少蛋白质才够

① 摄入充足的蛋白质

对于蛋白质的重要性，在前面我们已经讨论过了，只有摄入充足的蛋白质，才能够保证肌肉和骨骼健康，身体才能制造足够的免疫力抗体，影响肥胖、情绪的激素，以及消化吸收过程中必需的酶类物质，等等。因此，让身体获得足够的蛋白质非常重要。但是，到底摄入多少蛋白质才算足够呢？

实际上，在每日摄入的热量当中，应该有30%左右来自蛋白质。也就是说，在你的一日三餐中，每餐摄入的食物成分中应该有1/3是优质蛋白质。但是具体到每个人的话，所需的蛋白质可能会略有不同。

一个健康的成年人，每日摄入的蛋白质含量为每公斤体重0.8克，即用你的体重公斤数乘以0.8所得的数字，就是你一天需要的蛋白质的量。如果你现在正在进行减肥计划，那么蛋白质的摄入量可以提升到每公斤体重1克。举个例子，一个体重60公斤的女性，在减肥期间，每天蛋白质的摄入量要达到60克才足够。

如果你是特别活跃、喜欢运动的人，那么你的肌肉会随着你的运动不断生成和修复。因此，你需要摄入更多的蛋白质。例如，你的每日蛋白质摄入量可以提升至每公斤体重2～3克。如果你想增肌，还要额外补充蛋白粉，建议选择动物性乳清蛋白，因为它会比植物性大豆蛋白的吸收效果更好。

对于特殊人群，比如儿童、青少年和孕妇，他们需要摄入更多的优质蛋白质，因为蛋白质能够促进身体生长和发育。而对于老年人来说，他们很容易出现蛋白质摄入不足的情况，因为他们的肠胃消化分解机能减退，对蛋白质的吸收远低于年轻人，所以老年人也需要增加蛋白质的摄入。

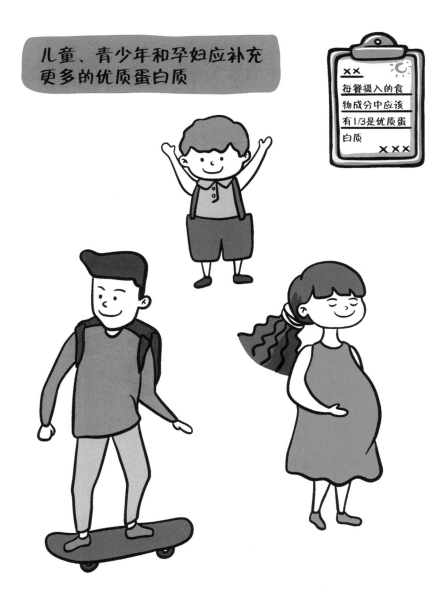

❷ 蛋白质如何量化到生活中

一个体重60公斤的女性，在减肥期间每天应摄入不低于60克的蛋白质，如果把它均匀分配在一日三餐中，那她每餐大约需要摄入20克蛋白质。这20克蛋白质到底有多少呢？

需要注意的是，肉类等动物性食物的重量并不等于它们所含蛋白质的量。一块100克的肉，其蛋白质含量约为20克。这里介绍给大家一个比较简单的计算方法：伸出你的手，一块手掌大小的肉大约就是100克。所以，每一餐要摄入一块手掌大小的牛肉、鸡肉、羊肉、猪肉或鱼肉，一天至少摄入3块手掌大小的肉，大概就能保证60克蛋白质的摄入量了。

例如，早餐你吃了两个鸡蛋，再加一小把坚果，基本上就差不多获得了18克的蛋白质；到了午餐时间，用蔬菜炒一块手掌大小的猪肉，可以获得约20克的蛋白质；晚餐时，一块手掌大小的三文鱼肉，再加一杯无糖酸奶，也能获得大约25克的蛋白质。这样一天下来，就能轻松保证摄入60克的蛋白质。

如果想要知道到底摄入了多少蛋白质，可以查看食物的标签或者从App、书籍等处查询食物的热量。但是我们前面讲过，这样的查询结果其实并不准确。事实上，确实没有必要每顿饭都查询热量表。如果你经常性地摄入蛋白质，在一段时间后，你基本上不需要多想，就能判断自己的蛋白质摄入量是否充足。用简单的手掌判断方法足矣，不必过度纠结它们的准确克数。

如果你想提高基础代谢率从而帮助减肥，就应当摄入更多的富含蛋白质的食物。即便一天摄入了100克左右的蛋白质，也并不为多。有些人会担心蛋白质对血糖水平有影响，事实上，在通过血糖仪的检测后发现，蛋白质对血糖水平的影响是可以忽略不计的。

一个体重60公斤的女性，在减肥期间每天应摄入不低于60克的蛋白质

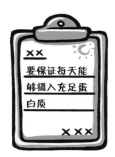

要保证每天能够摄入充足蛋白质

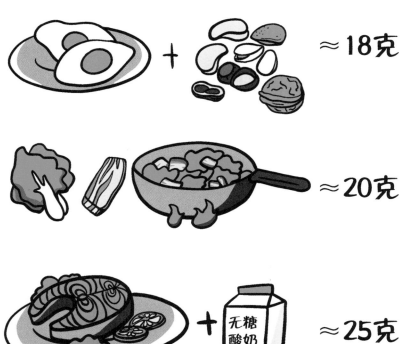

≈18克

≈20克

≈25克

六、选择哪些蛋白质更好

蛋白质食物的推荐选择

1. 鸡蛋无疑是性价比最高的蛋白质来源。一个完整的鸡蛋含有人体必需的所有氨基酸，是优质蛋白质的重要来源！而且，蛋黄也是少有的含有维生素D的食物之一。对孕妇来说，鸡蛋中的胆碱还可以预防胎儿在神经系统方面的缺陷。另外，蛋黄中还含有两种胡萝卜素：玉米黄质和叶黄素。这两种胡萝卜素可以很好地保护我们的眼睛，降低患白内障和黄斑变性的风险。

2. 来源于牛肉、猪肉、羊肉、鸡肉等陆地肉类的蛋白质，也是人体非常容易吸收利用的优质蛋白质。这类蛋白质中的亮氨酸、异亮氨酸、缬氨酸等合称为支链氨基酸，对肌肉的生长和维持起着至关重要的作用。这些肉类的氨基酸组成比较相似，蛋白质含量也差不多，每100克的肉大约含有20克蛋白质。没有必要一定选择纯瘦肉，相反，我更建议选择肥瘦相间的肉。因为肥瘦相间的肉，不仅味道更香，而且能帮助补充人体必需的脂肪酸，营养更全面。

3. 海鲜也是富含蛋白质的食物宝库。常见的鱼、虾、贝类等海鲜中，就含有不少蛋白质。海鲜的必需氨基酸占比比肉类还高。虽然贝类的蛋白质含量比肉类和鱼类低，但其必需氨基酸的占比却很高。所以，想补充蛋白质，虾、蟹、鱼、贝等海鲜食物都是完美的选择。除了海鲜，很多人爱吃的大闸蟹的蛋白质含量也很高，它包含人体所需的所有氨基酸种类，还含有核黄素，即维生素B_2。核黄素有助于提升身体对铁的吸收，所以贫血女性可以考虑多吃些螃蟹。

4. 奶制品也是很好的蛋白质来源。例如，酸奶、奶酪除了富含蛋白质，还含有大量的钙。每100克的奶酪中，平均含钙量高达700毫克，相当于1升牛奶或2升豆浆的含钙量。

蛋白质是力量的源泉，也是减肥的根基，我建议你每天都摄入优质蛋白质。

优质蛋白质的推荐选择：鸡蛋、牛肉、猪肉、羊肉、鸡肉、海鲜（虾、蟹、鱼、贝等），以及酸奶、奶酪等奶制品

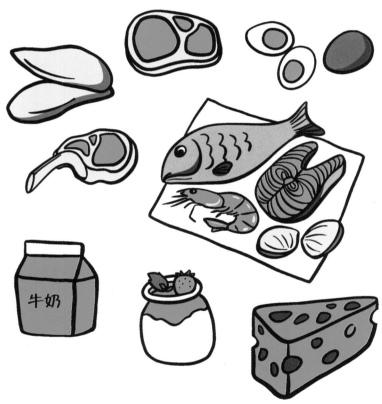

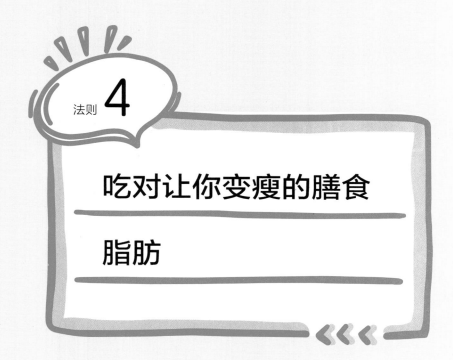

法则 **4**

吃对让你变瘦的膳食

脂肪

一、要燃烧身体脂肪，必须摄入膳食脂肪

① 重新和膳食脂肪做朋友

说到肥胖，给人印象最深刻的可能就是膳食脂肪了。自从20世纪80年代以后，膳食脂肪就一直背负着不好的名声，甚至被妖魔化，让人避之不及。但事实上，随着时代与科学的进步，膳食脂肪也开始逐渐被科学正名。有益的膳食脂肪不但不会导致我们发胖，而且还是维系我们健康的关键。

膳食脂肪除了带给我们美味，还带来非常多的益处。对于爱美的女性而言，摄入好的膳食脂肪是保证头发丰盈亮丽、皮肤水润亮泽的关键。

同时，膳食脂肪支持着大脑和肝脏等各个重要器官多种功能的运转，还是制造身体代谢所需的各种激素的原料之一。膳食脂肪在调节自身免疫力等方面也发挥着重要的作用，其中就包括帮助身体吸收维持生命运转的维生素。

维生素大致分为两大类：水溶性维生素和脂溶性维生素。水溶性维生素，即能溶解在水中的维生素。但是，因为人体无法长时间保留它们，所以就需要经常补充，例如B族维生素和维生素C。而脂溶性维生素只有在脂肪的环境中才能被溶解和消化。脂溶性维生素包括维生素A、D、E、K，它们在帮助我们构建肌肉、骨骼，抵抗炎症和抗氧化等方面发挥着重要的作用。长期低脂饮食的人很容易缺乏脂溶性维生素。

好的膳食脂肪不仅能够帮助我们加速新陈代谢，促进脂肪燃烧，还有助于预防糖尿病、癌症、心脑血管疾病，以及抑郁症等神经性疾病。所以想成功减肥，并不是要摒弃膳食脂肪，而是要学会选择好的膳食脂肪。

膳食脂肪的作用：
支持大脑、肝脏等重要器官正常运转；构成制造代谢所需的各种激素

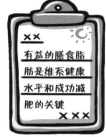

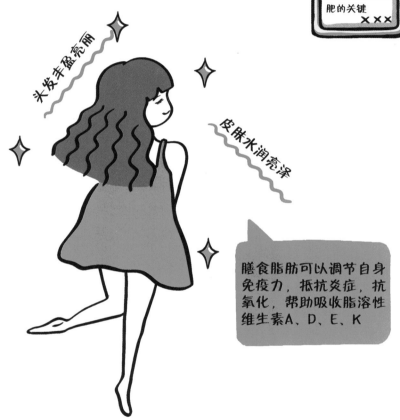

头发丰盈亮丽

皮肤水润亮泽

膳食脂肪可以调节自身免疫力，抵抗炎症，抗氧化，帮助吸收脂溶性维生素A、D、E、K

❷ 膳食脂肪的分类

要选择好的膳食脂肪，首先需要了解什么是膳食脂肪。像大家经常吃的食用油、大部分肉类食物，其实都是膳食脂肪的来源。这些食物被吃进身体后，会分解成脂肪酸。根据食物来源不同，脂肪酸大致可分为饱和脂肪酸和不饱和脂肪酸。一般来说，在常温状态下，比较容易凝固的，是饱和脂肪酸含量高的膳食脂肪；一直保持液体状态的，则是不饱和脂肪酸含量高的膳食脂肪。

我们日常生活中吃的食用油，都是由不同的脂肪酸混合而成的。比如黄油，它大部分的成分是饱和脂肪酸，而不饱和脂肪酸只占一小部分，所以我们通常习惯称它为饱和脂肪酸。

饱和脂肪酸由于在分子结构上没有与氧气结合的地方，也就是没有间隙，处于一个饱和的状态，所以它是最稳定，且不容易氧化、烟点最高的一种膳食脂肪。这种类型的膳食脂肪，非常适合中国人喜欢的高温爆炒等烹饪方式。而饱和脂肪酸的来源，多为牛肉、猪肉、羊肉等动物脂肪和蛋类、奶制品食物。

不饱和脂肪酸在结构上存在饱和脂肪酸没有的双键结构，双键结构越多，就代表其越容易被空气中的氧气氧化，尤其在高温加热的状态下，非常容易产生有害物质。而根据双键结构的个数不同，不饱和脂肪酸分为，仅存在一个双键结构的单不饱和脂肪酸，和存在多个双键结构的多不饱和脂肪酸。

单不饱和脂肪酸也叫 ω-9脂肪酸，多存在于橄榄油、牛油果和坚果中。此类膳食脂肪对人体胆固醇水平、胰岛素水平和血糖水平的调节大有益处。

多不饱和脂肪酸是人体必需脂肪酸，通常分为 ω-6脂肪酸和 ω-3脂肪酸两类。前者主要来源于大豆油、玉米油等植物油；后者则多存在于冷水多脂鱼中，例如三文鱼、金枪鱼等，在亚麻籽和海藻中也存在较多的 ω-3脂肪酸。

除了饱和脂肪酸和不饱和脂肪酸，还有一类含有一个或多个反式双键结构的脂肪酸，它就是臭名昭著的反式脂肪酸。反式脂肪酸大量存在于加工食品中，它不仅会导致我们发胖，还会对身体造成很大的健康损害，这是我们最应该避免食用的一类膳食脂肪。

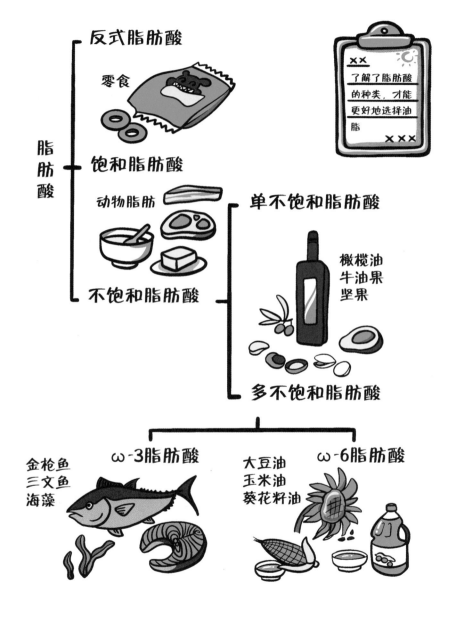

反式脂肪酸

零食

了解了脂肪酸
的种类，才能
更好地选择油
脂

脂
肪
酸

饱和脂肪酸

动物脂肪

不饱和脂肪酸

单不饱和脂肪酸

橄榄油
牛油果
坚果

多不饱和脂肪酸

金枪鱼
三文鱼
海藻

ω-3脂肪酸

大豆油
玉米油
葵花籽油

ω-6脂肪酸

二、多吃这些让你变瘦的膳食脂肪

① 有利于减脂的好脂肪——ω-3脂肪酸

想更好地减脂，我们应该在日常餐饮中多摄入 ω-3脂肪酸。大量的研究已经证实了 ω-3脂肪酸的益处，它能保护我们远离心脏病、降低血脂、预防痴呆、缓解抑郁症、改善类风湿性关节炎，等等。同时，它还有抑制炎症、促进代谢的作用，所以它也被称为"瘦身之油"。

对于爱美的女性来说，ω-3脂肪酸还能帮助调节激素平衡、抑制皮肤炎症，以及从内部预防痤疮、改善皮肤红肿和粗糙等问题。所以，想使皮肤保持光滑紧致的状态，ω-3脂肪酸是为数不多的较好的膳食脂肪选择之一。而大多数女性都存在 ω-3脂肪酸摄入严重不足的情况，尤其是常年居住在内陆的人群。

ω-3脂肪酸是人体必需的脂肪酸，主要包含三种脂肪酸：ALA（α-亚麻酸）、EPA（二十碳五烯酸）和DHA（二十二碳六烯酸）。

ALA属于中链 ω-3脂肪酸，主要存在于亚麻籽、奇亚籽、核桃和菜籽油中，绿叶蔬菜中也含有少量ALA。相较于ALA来说，长链 ω-3 脂肪酸的EPA和DHA更有益于人体。有研究表明，EPA和DHA摄入量较高的人群，患心脏病、糖尿病和肥胖症的风险较低。而EPA和DHA最佳的饮食来源是冷水多脂鱼，例如沙丁鱼、鲭鱼、三文鱼、凤尾鱼、金枪鱼（含汞量较高，应避免常食用），和牡蛎，而草饲的牛羊肉和散养鸡的鸡蛋，以及虾、鱿鱼、贻贝、扇贝等海产品中也含有少量的长链 ω-3脂肪酸。此外，藻类食物中含有DHA，它是长链 ω-3脂肪酸的唯一植物来源。

但由于 ω-3脂肪酸属于不饱和脂肪酸，比较容易氧化，所以像晒鱼干、高温炸鱼、烤鱼等食物中的 ω-3脂肪酸，其实已经氧化消失得差不多了。所以，我更推荐你吃生鱼片，或采用蒸、煮、低温炒和煎烤等方式烹饪的食物。

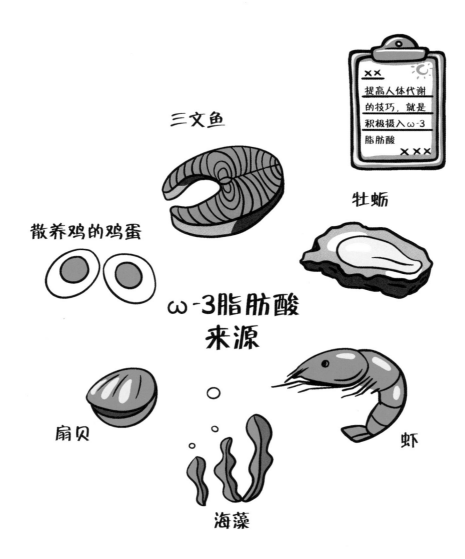

三文鱼

牡蛎

散养鸡的鸡蛋

ω-3脂肪酸
来源

扇贝

海藻

虾

提高人体代谢
的技巧，就是
积极摄入ω-3
脂肪酸

❷ 液体黄金——橄榄油

橄榄油是一种古老的食物，也是公认的健康好脂肪的来源，人们食用橄榄油已经有数千年的历史。橄榄油中的油酸有助于改善胆固醇水平，提高好胆固醇 HDL 的含量，降低低密度脂蛋白，同时还具有降低血压、预防心脏病、平衡肠道菌群等诸多益处。

橄榄油最大的特征，就是它和 ω-3 脂肪酸一样具有强大的抗氧化和抗炎症的作用。如果我们体内的炎症水平过高，可能就会影响瘦素的分泌，让人形成不容易变瘦的体质。橄榄油中的抗氧化成分多来自它含有的维生素 E 和角鲨烯。角鲨烯是一种重要的抗氧化剂，非常适合用于皮肤保养。而维生素 E 具有缓解皮肤干燥、抗氧化、增强免疫力等作用。

橄榄油的好处很多，但市售橄榄油的精炼度和质量参差不齐。因为橄榄油属于单不饱和脂肪酸，稳定性不如饱和脂肪酸高，所以当它暴露在光、空气和过热的环境中时，就很容易遭到损坏。

在购买时，建议最好选择特级初榨橄榄油。因为特级初榨橄榄油是未经过精炼的油，而中级初榨、初榨、精炼、混合橄榄油都是精炼过一部分，或全部，或掺杂精炼油的油。而橄榄油的精炼度越高，它的维生素和抗氧化剂含量就会越低。优质的橄榄油可以保留大部分抗氧化剂和维生素 E，这能够保护它不受适度高温烹煮的破坏，也就是说，品质高的橄榄油可以用来低温炒菜。一分价钱一分货，过于便宜的橄榄油不建议购买。因为廉价的橄榄油中，大多掺杂了大豆油、菜籽油等植物油。

另外，建议选择装在深色玻璃瓶中的特级初榨橄榄油。因为这样的深色包装，有助于保护橄榄油免受光照氧化的破坏。同时，还要注意正确存储橄榄油。例如，橄榄油需要存放在阴凉、避免阳光照射、远离灶台等热源的地方，以保证橄榄油中的营养成分得到最大保留。

所以，最好多吃些新鲜的特级初榨橄榄油。它不仅有益于健康，还能更好地帮助你减肥。

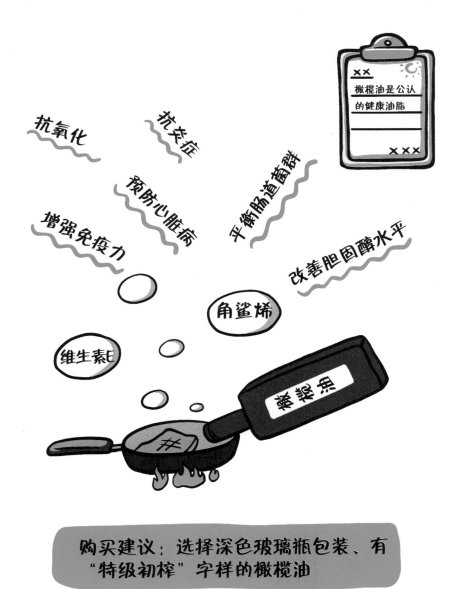

抗氧化

抗炎症

预防心脏病

平衡肠道菌群

增强免疫力

改善胆固醇水平

角鲨烯

维生素E

橄榄油

橄榄油是公认的健康油脂

购买建议：选择深色玻璃瓶包装、有"特级初榨"字样的橄榄油

1 为什么你一直瘦不下来？请先了解减肥的真相

2 要想瘦得快，如何吃主食是关键

3 顿顿有肉，超幸福的减肥法

4 吃对让你变瘦的膳食脂肪

5 水果、蔬菜生来不平等

三、不靠谱的植物油

① 让人肥胖的恶魔——植物油

很多家庭都习惯了购买超市里的大桶植物油来炒菜，认为植物油比动物油更有利于减肥和健康，但事实真的如此吗？

事实上，我们常吃的植物油，大部分都是从大豆、向日葵籽、花生、菜籽等种子中提取出来的。原本这些植物中的油脂很少，但要提炼出更多的油脂就需要借助其他方法。

最常用的提取方法就是——浸出。而这个方法需要用到化学溶解剂。例如大豆油，它的提取多采用浸出的方式，后期还需要进行除臭、脱色，才能成为超市里售卖的清澈透明的食用油。它算是加工度极高的精炼油脂了。前面我们提到过，油的精炼度越高，其中维生素和抗氧化剂的含量就会越低，对健康十分不利。

而且，超市里常见的植物油都属于不饱和脂肪酸，而不饱和脂肪酸从分子结构上来说，注定了怕光、怕氧气、怕高温，非常容易氧化，发生变质。这些油采用压榨的提取方式，再加上长途运输存储，在整个过程中很容易发生氧化，从而产生有害物质。

另外，很多人用植物油炒菜时，喜欢把油加热到冒烟再炒。这就使本来不耐高温的植物油，经过高温烹饪后，释放出有毒化学物质醛类。而这些有毒化学物质，与癌症、心血管疾病、痴呆、身体炎症等健康问题息息相关。所以相较于植物油来说，动物油才是更适合中国人烹饪方式的食用油。

用植物油炒菜并不是健康之选。事实上，植物油是营养价值低的高度加工食品，在减肥期间更要限制食用。

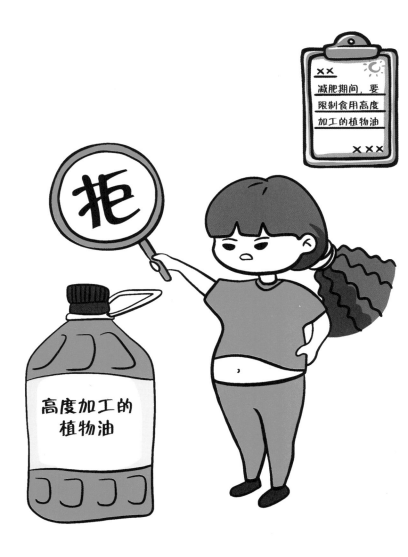

❷ ω-6脂肪酸摄入过多，易胖不易瘦

除了生产加工过程的问题，植物油还存在一个最大的问题，就是ω-6脂肪酸的含量太高。虽然ω-6脂肪酸也是人体必需的脂肪酸，但若摄入过量，就会损害身体健康，影响减肥效果。

美国国立卫生研究院超过10年的追踪实验研究揭示：首先，人体内ω-6脂肪酸的水平越高，长期体重增加的概率就会越高，因为其过量摄入会引起瘦素抵抗和胰岛素抵抗，从而使身体变得更加容易存储脂肪；其次，过多的ω-6脂肪酸还会增加身体的慢性炎症，而炎症不仅会影响瘦素的分泌，还会增加患脑梗死、心肌梗死和癌症等疾病的风险；最后，过多摄入ω-6脂肪酸会导致内源大麻素系统亢进，促使食欲增加，最终造成代谢减慢，想不胖都难。

前面我们说了，如果想瘦下来，必须摄入足够的膳食脂肪，尤其要多摄入能帮助提高代谢、抑制慢性炎症的富含ω-3脂肪酸的膳食脂肪，例如冷水多脂鱼、贝类和藻类等海产品、草饲的牛羊肉，以及散养鸡的鸡蛋等。

ω-6脂肪酸也是必需脂肪酸，我们需要摄入，但一定要注意摄入比例。越来越多的营养学研究发现，ω-6脂肪酸和ω-3脂肪酸的摄入比例非常重要，这应该作为我们选择油脂的重要标准之一。ω-6脂肪酸和ω-3脂肪酸的理想摄入比例为1：1，而比例在4：1的范围内，也是可以的。但事实是，很多现代人都没有吃鱼、贝类和海藻类等海产品及草饲肉类食物的习惯，所以摄入的ω-3脂肪酸就非常少；而在日常生活中，炒菜又使用了含有大量ω-6脂肪酸的植物油，使现代人的ω-6脂肪酸和ω-3脂肪酸摄取比例高达10：1，甚至50：1。

再加上现代人的生活节奏快，经常在外面吃加工食品、油炸食品，且随餐摄入大量的酱料、调味汁等，它们大部分使用了富含ω-6脂肪酸的油脂，导致人们在无形之中摄入的ω-6脂肪酸已远远超标。

所以，在平时的饮食中降低植物油和加工食品的摄入量，再积极摄入含有ω-3脂肪酸的膳食脂肪，这样才能更好地加速减肥。

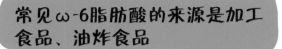

常见ω-6脂肪酸的来源是加工食品、油炸食品

减少摄入ω-6脂肪酸，同时积极补充ω-3脂肪酸

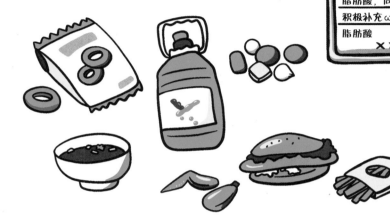

ω-6脂肪酸和ω-3脂肪酸的理想摄入比例为1:1

过量摄入ω-6脂肪酸会导致发胖

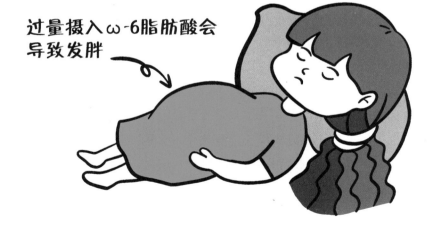

四、一定要远离生活中这个常见的"发胖脂肪"

警惕肥胖杀手——反式脂肪酸

在众多的膳食脂肪类型中，完全有害无利的一类膳食脂肪就是反式脂肪酸。

反式脂肪酸也被称为氢化脂肪，主要指的就是人造反式脂肪酸。人造反式脂肪酸是人工对植物油进行氢化，改变其化学结构的一种产物，它更耐高温，能提高食品的稳定性，延长货架期，并带给食品酥脆的口感。因为其价格低廉，有效期又长，所以人造反式脂肪酸深受食品生产商们的喜爱。

但是，人造反式脂肪酸对身体健康危害重重。1994年做过一个评估，在美国，人造反式脂肪酸导致每年30000人死于心脏病。2013年，FDA将其归为"不安全食品"。除此之外，人造反式脂肪酸还会导致炎症、心脏病、糖尿病、猝死，同时还会增加罹患癌症的风险。

大量摄入人造反式脂肪酸还会导致另一个严重后果，就是肥胖！有研究显示，尽管人们摄入的总热量并未增加，但是高人造反式脂肪酸的饮食仍然会导致腹部脂肪的堆积和体重的增加。同时，哈佛大学的研究也证明，摄入人造反式脂肪酸会促发肥胖和胰岛素抵抗，增加患糖尿病前期和2型糖尿病的风险。

但是在我们的生活中，人造反式脂肪酸被食品生产商们广泛使用，例如植物黄油、人造奶油、咖啡奶精、加工速食食品（薯片、蛋糕、曲奇、饼干、面包、比萨、微波爆米花等），还有冷冻包装食品以及快餐店的快餐，等等。所以，想要避免摄入人造反式脂肪酸，就要学会查看食品的配料表。当配料表上出现以下名词：代可可脂、植物黄油、植物奶油、氢化油、部分氢化油、起酥油、固体菜油等时，你就要警惕了。

人造反式脂肪酸对健康没有任何可取之处。所以要健康、要更好地减肥，杜绝摄入含有大量人造反式脂肪酸的加工食品是首先要做到的！

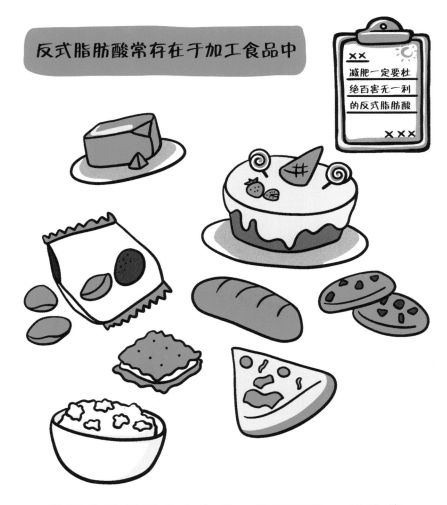

反式脂肪酸常存在于加工食品中

减肥一定要杜绝百害无一利的反式脂肪酸

警惕食品配料表中出现：代可可脂、植物黄油、植物奶油、氢化油、部分氢化油、起酥油、固体菜油等成分

五、蛋黄才是提高代谢的"好朋友"

鸡蛋是朋友还是敌人

鸡蛋是一个让人困惑的食物。很多人认为，鸡蛋吃多了，胆固醇水平会升高，容易诱发心脏病。但事实上，食源性胆固醇对血液中胆固醇的影响微乎其微。我们身体中的胆固醇，绝大部分都是身体自主合成的。也就是说，就算你不吃鸡蛋，你的身体每天也会帮你合成约300毫克的胆固醇。

从早些年开始，营养界就已经为鸡蛋"恢复名誉"。2015年，《美国居民膳食指南》撤销了对胆固醇摄入的限制。日本的膳食摄入标准也早已废除了胆固醇的摄入上限。

同时，在针对16项主要研究进行的大型分析中发现，鸡蛋与心脏病患病风险毫无关联。《新英格兰医学杂志》上的一份详细实验报告显示，一位88岁的受试者，在超过15年的时间里坚持每天摄入25个鸡蛋，其最终的检查结果证明，这样的饮食习惯对这位受试者体内胆固醇水平和心脏健康没有任何影响。

种种研究都揭示了，鸡蛋并非我们的敌人，而且也没有证据证明胆固醇是有害物质。反而事实上，胆固醇能提供代谢所需的各种激素的原料，是提高代谢的好帮手。还有许多研究发现，富含蛋白质和优质脂肪的鸡蛋，能抑制食欲，加快代谢速度，有助于减肥。

鸡蛋可能是性价比最高的营养来源，尤其是蛋黄。蛋黄中有维生素 B_6、维生素 B_{12}、叶酸、泛酸和硫胺素，同时它还是脂溶性维生素A、E、K、D的较好来源。而且，蛋黄也是少数含有天然维生素D的食物之一。鸡蛋还是胆碱的最佳来源。胆碱是保证脑健康、促进细胞膜形成和解毒所需的物质。对于孕妇来说，它还可以帮助预防胎儿在神经系统方面的缺陷。

小小的一个鸡蛋，包含了创造新生命所需的所有营养素。所以在减肥期间，应该积极补充全蛋，并且，尽量选择 ω-3脂肪酸含量高的散养鸡的鸡蛋。

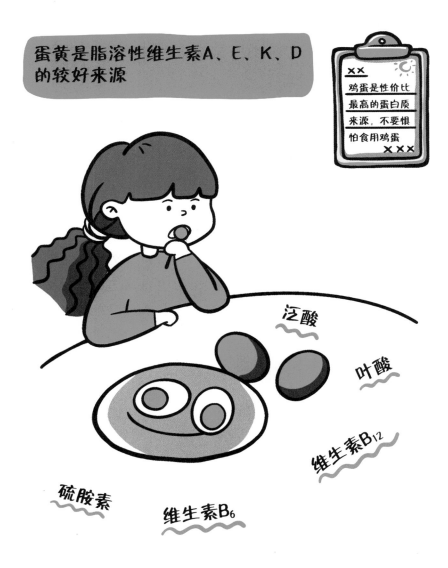

六、被误解多年，却位列十大营养食物第八——猪油

猪油到底健不健康

猪油是父母那一辈小时候经常吃的油脂，但是现在却成了让人避之不及的存在。就像被误解多年的鸡蛋一样，猪油也被人诟病为"饱和脂肪酸含量高，容易造成心血管疾病"。

但是在2018年，BBC报道的一篇文章中称，科学家评选了最新的前100种最有营养的健康食物，猪油居然位列第八！有些人可能懵了，猪油到底健不健康呢？

事实上，在过去的50多年里，饱和脂肪酸一直都背着导致心脏病的"黑锅"。然而随着科学的进步，越来越多的研究证据表明，没有足够的证据证明饱和脂肪酸与心血管疾病有任何关联。长期以来被妖魔化的饱和脂肪酸，实际上对是否易患心脏病没有任何影响。唯一具有引发心脏病作用的脂肪是反式脂肪酸。

实际上，猪油中富含的饱和脂肪酸在分子结构上十分稳定，不容易氧化，且在提高人体免疫力、增强骨质健康、维持激素水平、降低炎症、减少氧化应激等多个方面都起着重要的作用。猪油除了含有对人体健康至关重要的饱和脂肪酸，还含有大量的单不饱和脂肪酸（与橄榄油一样）。单不饱和脂肪酸可以帮助改善胰岛素抵抗、保护心血管和预防心脏病。

同时，猪油的维生素D和胆碱含量也非常丰富，它还含有增强免疫力、促进伤口愈合及人体生长发育所必需的锌。而且，猪油中的油酸，还具有保护胃黏膜、抑制炎症、降低患抑郁症风险的作用。猪油中所含的油酸是黄油的两倍！

所以，猪油真的是被误解多年的健康好油脂。

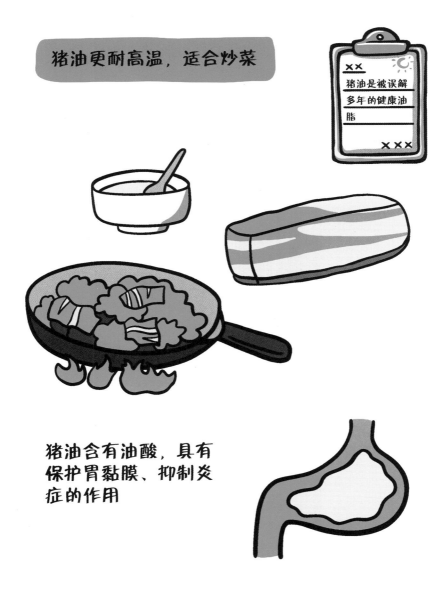

猪油更耐高温，适合炒菜

猪油是被误解
多年的健康油
脂

猪油含有油酸，具有
保护胃黏膜、抑制炎
症的作用

1 为什么你一直瘦不下来？请先了解减肥的真相

2 要想瘦得快，如何吃主食是关键

3 顿顿有肉，超幸福的减肥法

4 吃对让你变瘦的膳食脂肪

5 水果、蔬菜生来不平等

七、椰子油有益还是有害

超模都爱的椰子油真的能帮助瘦身吗

椰子油近些年成为时尚界的新宠，各大欧美明星、超模都在极力推荐。但是同时，它也受到了来自各方面的质疑：椰子油真的那么好吗？其实，椰子油是少数几种富含饱和脂肪酸的植物来源之一。它和黄油、猪油等油脂一样，因为含有饱和脂肪酸，所以被质疑。我们在前面提到过，随着科学的进步，已经有太多的研究为饱和脂肪酸正名：饱和脂肪酸并不是引发心脑血管疾病的罪魁祸首。

英国最具影响力的心脏病学家Asem Malhotra博士就曾公开表示："椰子油对胆固醇没有任何不利影响，实际上它还可能帮助改善胆固醇水平。"一项针对太平洋岛居民的研究显示，他们每天从椰子油中摄取相当高的热量，但是他们的身材却很纤瘦，也没有患上心脏病和中风。

事实上，椰子油中的饱和脂肪酸是一种非常罕见也非常有益的类型，被称为中链脂肪酸，简称MCT。MCT油可以促进你的新陈代谢，帮助消耗更多的热量，从而减少脂肪的存储，降低饥饿感。而且，不同于其他的油脂，MCT油还会对激素水平带来好的影响，让我们的精力更加充沛。

在椰子油的中链脂肪酸中，约一半成分都是罕见的月桂酸。月桂酸有很好的抗菌作用，可以帮助提高免疫力，降低患心脏病的风险，为大脑、骨骼、新陈代谢等提供"燃料"。

购买椰子油时，应选择天然有机、冷压初榨的椰子油，不要选择精炼椰子油。对精炼油的问题，我们在前面已经详细讲解过。

由于椰子油富含饱和脂肪酸，稳定性很高，不容易氧化，所以非常适合高温及中温烹饪，也能配合烘焙使用，赋予食物淡雅的椰香。同时，因为椰子油有很好的抗菌作用，所以它可以直接用来卸妆和护肤，是绿色天然的护肤油。

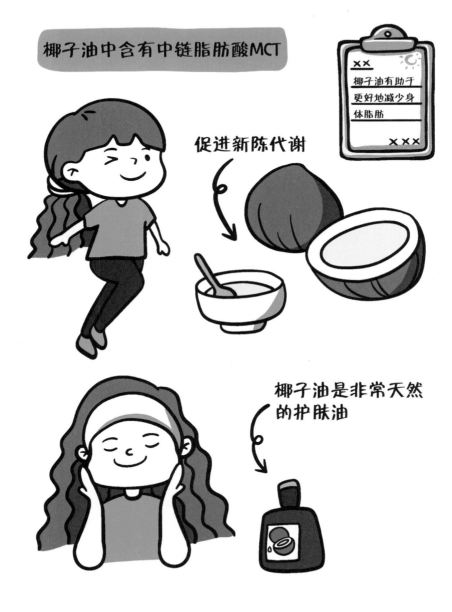

椰子油中含有中链脂肪酸MCT

椰子油有助于
更好地减少身
体脂肪

促进新陈代谢

椰子油是非常天然
的护肤油

八、糖类＋脂肪＝致命组合

① 导致肥胖的终极 Boss

通过这部分的学习，我们正确认识了膳食脂肪。在生活中应该避免食用含有人造反式脂肪酸，以及过高 ω-6 脂肪酸的食物和油脂。而对于人体来说，许多好的膳食脂肪不仅是维持生命健康以及制造身体所需激素的必需原料，也是帮助我们燃烧脂肪、提高代谢，更快实现减肥目标的必需元素。

所以，不能一竿子打死所有的膳食脂肪。

但是，摄入脂肪仍然是有前提条件的，那就是尽量避免吃糖类＋脂肪组合食物。我们都知道，过量摄入糖类食物会刺激肥胖激素胰岛素的大量分泌，从而促使转化更多的身体脂肪，导致肥胖。如果在摄入大量糖类食物的同时摄入膳食脂肪，那么膳食脂肪会和糖类一起变成身体脂肪储存起来，从对我们有利变成对我们有害。而且，这样的组合还会引发身体慢性炎症、增加体内的老化物质 AGEs，以及增加患各种疾病的风险。所以，糖类＋脂肪组合食物，不仅是导致快速肥胖的终极 Boss，还是隐藏在我们身边的健康杀手。

除此之外，这样的组合还会抑制身体脂肪的代谢。因为身体会优先进行糖类代谢，因此也就导致了一天之中燃烧脂肪的时间变少，存储脂肪的时间变多。所以，想要更好地减肥，就要积极地促进脂肪代谢。

需要注意的是，在现实生活中充斥着大量的糖类＋脂肪组合食物。而且，糖类＋人造反式脂肪酸，或者糖类＋大量富含 ω-6 脂肪酸的油脂，更是导致肥胖和疾病的非常糟糕的组合。

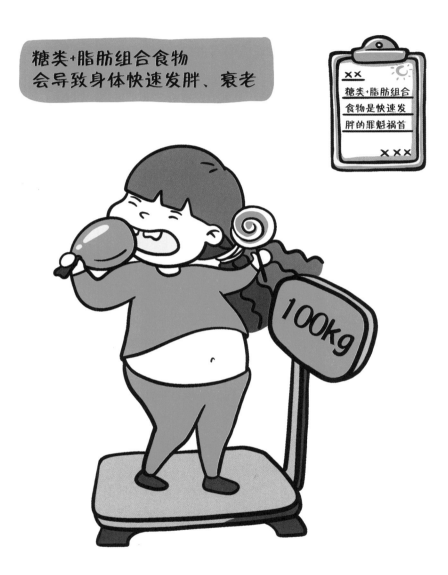

❷ 常见的糖类＋脂肪组合食物有哪些

糖类＋脂肪组合食物在日常生活中数不胜数，我们稍不留意就会掉入这个陷阱。

例如生活中常见的面包、饼干，正是由含有麸质的小麦粉加上黄油、人造奶油、植物油等制作而成的。尤其是深受女性喜爱的蛋糕等甜品，更是超高糖类＋超高脂肪组合食物。还有我们常喝的含糖酸奶或者乳酸饮品，也是糖类＋脂肪组合食物。所以，在选择酸奶时，我建议购买无糖全脂酸奶。爱吃坚果的人也应该注意，本来坚果当中包含有益健康的营养素与天然未精炼的油脂，但是如果在平时的饮食中含糖食物摄入得较多，若再摄入过量的坚果，也会导致肥胖。

除此之外，盖浇饭、意大利面、比萨、裹着厚厚面粉并淋上含糖酱汁的炸鸡等常见快餐，也都是经典的糖类＋脂肪组合食物。这里插一句，在快餐店里使用的，多是富含 ω-6 脂肪酸的植物油，或含有价格低廉的人造反式脂肪酸的油脂。这种油脂，在前面讲过，是不推荐的。另一个需要注意的问题是，烹饪时用的调料与食材一起，比如加了糖的红烧肉、抹了含糖酱汁的烤肉和放了糖调味的炒菜等，也构成了容易被人忽视的糖类＋脂肪组合食物。

事实上，在超市货架上售卖的各种加工食品都是催胖组合食物。只要简单地查看一下食品配料表就不难发现，除了其中各式各样的添加剂，糖类、反式脂肪酸或植物油都是配料表中的主要配料。

虽然糖类＋脂肪组合确实能给食物增添美味，但是同时它们也增加了人们肥胖的概率以及患病的风险。所以，如果你摄入了大量的糖类，那么就要避免再摄入较多脂肪。同样，如果你的饮食中增加了健康脂肪的摄入，那么就必须控制和减少糖类的摄入。所以，真正可怕的让人发胖的不是脂肪，而是糖类＋脂肪组合食物！

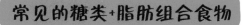

常见的糖类+脂肪组合食物

面包、饼干
（小麦粉加上黄油、人造奶油、植物油）

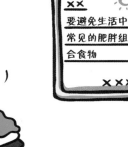

要避免生活中
常见的肥胖组
合食物

精美的蛋糕等
（超高糖类+超高脂肪）

盖浇饭、意大利面、比萨
等常见快餐也都是经典的
糖类+脂肪组合食物

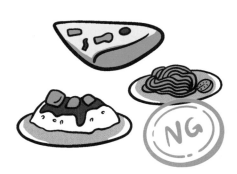

九、油脂烹饪方式的选择

正确用油同样重要

膳食脂肪的来源多种多样，你要尽一切可能使身体获取优质的膳食脂肪。这一点至关重要。同样重要的是，你需要学会正确使用这些优质的膳食脂肪。

常用的食用油分低、中、高三种烟点。烟点是指油开始分解成甘油和游离脂肪酸的温度，也就是我们常见的油开始冒烟的温度。当油加热到烟点时，油就开始被破坏，而食用过多被破坏的油，就会导致人体出现氧化应激。值得注意的是，不同种类的油，烟点各不相同。所以，烹饪时的温度最好低于烟点6～15℃，这一点非常重要。在实际操作中，只要注意不要把油加热到冒烟即可。

烟点低的油类，适合炖煮、凉拌或者做沙拉的调味汁，例如核桃油、亚麻籽油、鱼油等。

烟点中等的油类，适合日常的中低温烹饪，比如烘焙、烤箱烤、中低温煸炒、不到烟点的快炒，它同样也适合凉拌或做调味汁使用，例如特级初榨橄榄油、特级初榨椰子油、黄油、猪油等。

烟点高的油类，相对能承受更高的温度，适合大火爆炒、烧烤、油炸等烹饪方式，例如牛油、红棕榈油、酥油、牛油果油等。

在减肥期间，应避免摄入富含 ω-6 脂肪酸，同时在加工过程中容易发生氧化及化学性质不稳定的油脂，例如大豆油、玉米油、菜籽油、花生油、葵花籽油、葡萄籽油、红花油、人造黄油、调和油，以及含有人造反式脂肪酸的油。

除针对不同的食用油选择不同的烹饪方式之外，我们还应该积极摄入来源于肉类、海鲜、蛋类等多种多样的膳食脂肪。因为不同种类的膳食脂肪，含有不同的维生素和抗氧化剂，对身体的益处也各有不同。所以我们在做菜或者选择食物时，保证优质、多样的膳食脂肪摄入会更有利于减肥和健康。

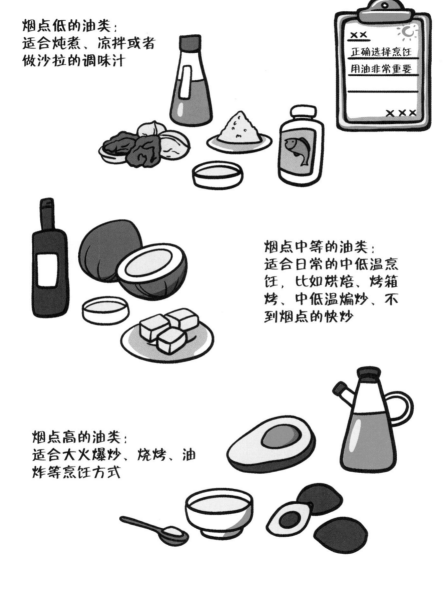

烟点低的油类：
适合炖煮、凉拌或者
做沙拉的调味汁

正确选择烹饪
用油非常重要

烟点中等的油类：
适合日常的中低温烹
饪，比如烘焙、烤箱
烤、中低温煸炒、不
到烟点的快炒

烟点高的油类：
适合大火爆炒、烧烤、油
炸等烹饪方式

关注公众号，回复"营养"
即可领取常见营养素补充表

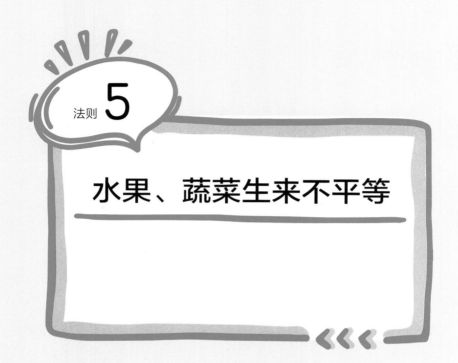

法则 5

水果、蔬菜生来不平等

一、小心水果代餐，让你越减越肥

① 水果的另一面

一提到减肥，很多人都会想到水果减肥法，认为水果和蔬菜一样低热量又健康。但事实是，这种减肥方法可能会让你越吃越胖。

说到水果，很多人会下意识地认为它们营养丰富，非常健康。但人们往往忽略了水果的另一面。水果与蔬菜最大的不同就在于，水果的含糖量非常高。也正因为如此，水果会比蔬菜吃起来更加甜美可口。所以，在人们把水果与蔬菜相提并论时，往往会无意识地吃更多水果，而不是蔬菜。

我们都知道，糖类食物导致人发胖，但却常常忽略了来自生活中常吃的水果的含糖量。世界卫生组织规定，每人每天摄入的糖不应该超过25克。如果换算成方糖，大约是6颗方糖的量。

一个易拉罐装的可乐含糖量是7颗方糖，而一根香蕉的含糖量就已经达到了4.5颗方糖。也就是说，两根香蕉的含糖量就已经超过了一罐可乐。我们常吃的一个中等大小的苹果含糖量是6颗方糖，一瓣西瓜的含糖量是4颗方糖，一个橙子的含糖量是5.5颗方糖，一串葡萄的含糖量是5颗方糖……远远不止这些。所以，如果选择用水果来当代餐，那么一天之中摄入的糖无疑会严重超标。

水果不止含有葡萄糖，还含有一种叫果糖的单糖。果糖这个名字乍一听感觉很健康，但实际上，它对人体的危害性很大，而且还更加容易催肥。果糖与葡萄糖的代谢模式不同，果糖和酒精一样直接在肝脏中代谢而不会影响血糖，但是过量的果糖会引发肥胖和内脏脂肪增加，导致非酒精性脂肪肝，以及增加患痛风、心脏病、高血压的风险，还会加剧胰岛素抵抗。

还有一个问题，果糖能绕开负责管理饥饿反应的下丘脑的调控，也就是说，即使你吃了很多，也不会有饱的感觉，所以极易引发暴饮暴食，自然也就越吃越胖。

人们常常忽略生活中常见水果的含糖量

 一罐可乐——7颗方糖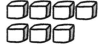

 一个苹果——6颗方糖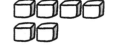

 一串葡萄——5颗方糖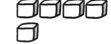

 一瓣西瓜——4颗方糖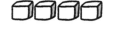

 一个橙子——5.5颗方糖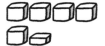

② 正确选择水果

在减肥期间并不是不能吃水果，而是要正确选择水果，并且控制好摄入量。现在的水果因为种植改良的原因，普遍变得比以前的水果要甜好几倍，因为只有更甜的品种才能卖得更好。

所以在选择水果时，应该更加注意，避免摄入高糖的水果，尤其在减肥期间。以下给大家一些关于选择水果的建议。

1. 可以吃的含糖量低的水果包括：牛油果、蓝莓、黑莓、草莓、柠檬、覆盆子、西梅、李子、葡萄柚。

2. 尽量少吃的含糖量中等的水果包括：橙子、柑橘、桃子、菠萝、石榴、苹果、樱桃、荔枝、杏。

3. 不建议吃的含糖量高的水果包括：葡萄、香蕉、芒果、大枣、柿子、木瓜、雪梨、西瓜、哈密瓜。

除了水果，还有一类食物是要坚决避免的，就是加工类水果制品，例如果脯、果酱、果泥、水果罐头、水果干等，这种加工类水果制品的含糖量会比水果本身还要高。所以如果选择水果，尽量选择完整的新鲜水果摄入。

而且，哪怕是含糖量低的水果，也不能无限量地吃，每天摄入的水果量应该不超过一个拳头的大小。在减肥期间，适量摄入低糖水果才是正确的减肥方式。

尽量选择含糖量低的水果

减肥期间要选择低糖水果，并且控制好摄入量

×× ☾

××× ×

含糖量低的水果：牛油果、蓝莓、黑莓、草莓、柠檬、覆盆子、西梅、李子、葡萄柚

含糖量中等的水果：橙子、柑橘、桃子、菠萝、石榴、苹果、樱桃、荔枝、杏

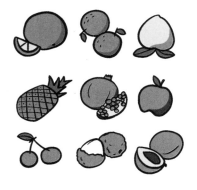

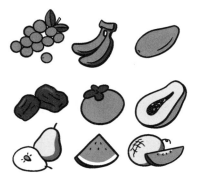

含糖量高的水果：葡萄、香蕉、芒果、大枣、柿子、木瓜、雪梨、西瓜、哈密瓜

二、吃水果补充维生素C？小心得不偿失

不要为了补充营养吃水果

很多人认为水果富含维生素C等各种维生素和矿物质，但忽略了水果同时也含有大量果糖等糖类物质的事实。可是如果不吃水果，我们又该如何补充这些营养素呢？

就拿大家认为水果中富含的维生素C来说，如果你想补充维生素C，蔬菜会比水果来得更有价值。蔬菜中的维生素C含量更高，同时果糖含量还非常低。

举个简单的例子，成人每天需要大约77.5毫克的维生素C，如果通过水果来补充，你可能需要吃下18根香蕉，或72颗樱桃，或23个苹果！通过水果补充维生素C，可能维生素C还没补够，水果中的糖就足以让你长胖了。

如果我们通过蔬菜来补充维生素C，一天仅需要半个甜椒，或1/3个西蓝花，或1/4个卷心菜就足够了。相较于吃大量的水果，你仅需要吃一点点蔬菜就能补充人体所需的维生素C，同时避免摄入过量的糖。

可能你会问，除了维生素C，水果当中还有其他的矿物质和营养成分呀，那该怎么办呢？事实上，很多食物比水果的营养更充足且含糖量更低，例如，黑咖啡中的抗氧化剂是水果的6倍还多，蘑菇的含钾量远超过香蕉，干木耳的含铁量是桃子的121倍，紫菜中膳食纤维的含量是常见橙子的36倍，至于维生素D和维生素K_2，在肉、蛋、鱼和蔬菜中的含量都要比水果多，同时含糖量更低。

所以，通过水果来补充矿物质、维生素等营养素并不是一个性价比很高的选择，尤其对于减肥人群。水果和蔬菜并不能够相提并论，想获得更好的减肥效果，少吃水果、多摄入新鲜的蔬菜和优质蛋白质，以及健康的油脂才是正确的方式。

一个人每天需要约77.5毫克的维生素C

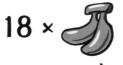

通过水果来补充：

18 × 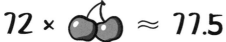 ≈ 77.5

72 × ≈ 77.5

23 × ≈ 77.5

or

通过蔬菜来补充：

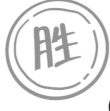 胜

0.5 × ≈ 77.5

0.33 × ≈ 77.5

0.25 × ≈ 77.5

××

通过水果来补充营养素是性价较低的选择

×××

三、天然果汁是披着健康外衣的"大反派"

① 天然果汁其实就是糖水

除了喜欢吃水果，很多女性对果汁也情有独钟。事实上，喝果汁还不如吃水果，哪怕是天然果汁，也可以说就是一杯高含糖量的糖水。

试想一下，一口气吃下5个苹果是件很困难的事，可是把5个苹果榨成一杯苹果汁喝下去却轻而易举。你是否发现，比起吃水果，喝果汁好像更容易些？

喝果汁和吃水果完全是两回事，果汁和水果最大的区别就在于膳食纤维。完整的水果当中所含的膳食纤维能在人体肠胃内增加食物体积，让你在吃了一定量的水果后有饱腹感，从而不会无休止地吃下去。膳食纤维和水果中的果糖结合，在一定程度上也能帮助减缓果糖吸收的速度。

但是榨汁机会在榨汁的过程中把膳食纤维打碎，尤其是那种可以将果汁和果肉分离的榨汁机，更是过滤掉了所有的膳食纤维，最后榨出来的就是一杯带有一点微量元素的果味糖水，膳食纤维已经全部"阵亡"。

所以，在你轻松喝下四五个橙子榨出的橙汁时，也就摄入了更多的糖。一杯240毫升的可乐含糖量约27克，而同等量的一杯鲜榨苹果汁就含有29克糖，同等量的葡萄汁更是含糖高达38克。2014年，在权威医学杂志《柳叶刀》上曾刊登过一篇文章《果汁，不过是另一种形式的含糖饮料》，其中阐述了果汁的危害不亚于其他含糖饮料。对减肥而言，果汁中的果糖或葡萄糖，都会导致人更容易发胖。

不仅如此，榨果汁时，榨汁机刀刃的高速旋转也会加速水果的氧化反应，导致其中的抗氧化剂和维生素C大量损失。

比起天然果汁，市售的浓缩果汁或还原果汁更加危险，因为除了加工过程使它们的营养元素所剩无几，它们还会被额外添加大量糖和食品添加剂。浓缩果汁或还原果汁就是利用健康概念贩卖的垃圾食品！

喝果汁意味着摄入更多的糖

××
天然果汁是另
一种形式的含
糖饮料
×××

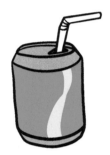

240毫升的可乐
含糖27克

240毫升的葡萄汁
含糖量高达38克

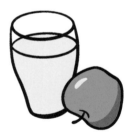

240毫升的鲜榨苹果汁
含糖29克

② 果汁的其他潜在危害

相较于水果，果汁存在的最大问题是，它能让你更容易摄入更多的糖，而这其中就包括对健康存在很大隐患的果糖。

前面我们了解到，果糖的代谢路径和酒精一样，直接在肝脏中代谢，不会引起血糖的波动。但是我们的身体通常会优先消耗葡萄糖，再消耗果糖，当身体还有多余的葡萄糖时，肝脏就会将大部分的果糖直接转化成脂肪，送往脂肪组织。所以比起葡萄糖，果糖会更快生成脂肪。在40多年前，果糖就被科学家称为增肥效果最好的糖。

除了让人发胖，果糖还会造成严重的健康问题。当果糖在肝脏中代谢时，会消耗大量的三磷酸腺苷，在果糖激酶的作用下进一步代谢成为嘌呤基，从而产生大量的尿酸。果糖还会导致胰岛素抵抗，进一步影响肾脏排出尿酸的功能，也就更加促进了体内尿酸水平的升高，增加患痛风的风险。所以，尿酸高以及痛风的人更不适合喝高果糖的果汁。

果汁还是非酒精性脂肪肝的"隐藏推手"，由于果糖只能在肝脏中代谢，所以一旦摄入过多的果糖，肝脏就会把它转化成甘油三酯，并以脂滴的形式留在肝脏里，形成脂肪肝。这也是很多人不喝酒，但一样会得脂肪肝的原因之一。可以说，果汁是一种喝不醉的酒。

果汁中的果糖还会和人体内的蛋白质发生糖化反应，生成老化物质AGEs。AGEs不仅会引起皱纹、色斑等皮肤上的老化反应，还会加速身体细胞的老化，造成各种慢性疾病，也使人更容易发胖。

无论什么形式的果汁都是伪健康饮品，果汁是不会让你拥有好身材和好皮肤的。如果实在想吃水果，可以选择完整的含糖量低的牛油果、蓝莓等水果。

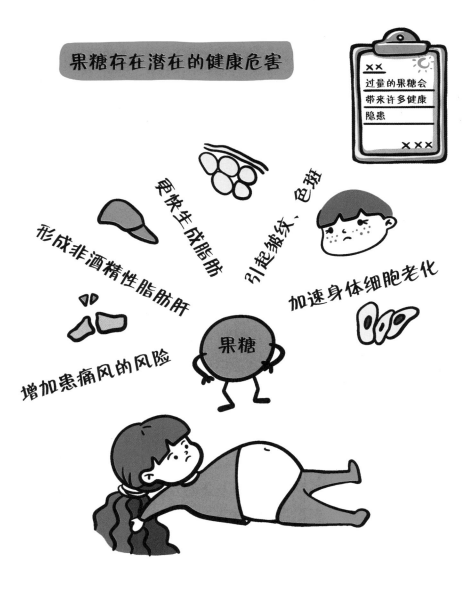

果糖存在潜在的健康危害

过量的果糖会
带来许多健康
隐患

更快生成脂肪

引起皱纹、色斑

形成非酒精性脂肪肝

加速身体细胞老化

增加患痛风的风险

果糖

四、比水果健康百倍的蔬菜，80%的人吃得太少

① 蔬菜，你真的吃对了吗

蔬菜是人体获取抗氧化物质、维生素和矿物质的重要来源。摄入充足的蔬菜与摄入优质的肉类、海鲜、健康的油脂同样重要。一般来说，你可以不受限制地食用蔬菜。世界卫生组织推荐每人每天应摄入400克以上的蔬菜。想要通过蔬菜更好地补充营养，我们要大致了解蔬菜的种类。蔬菜可分为三类，不含淀粉的绿叶瓜果类蔬菜、海洋类蔬菜和根茎淀粉类蔬菜。

1. 绿叶瓜果类蔬菜。绿叶瓜果类蔬菜是维生素C、E、K及B族维生素和叶酸的绝佳来源，同时这类蔬菜还富含铁、钙、钾、镁等矿物质以及类胡萝卜素和叶黄素等抗氧化物质。所以，平时应尽可能多吃这类蔬菜，如白菜、卷心菜、芹菜、生菜、紫甘蓝、空心菜、西蓝花、菜花、黄瓜、丝瓜、西葫芦、秋葵、苦瓜、芥蓝等。这类蔬菜基本不含淀粉，在减肥期间可以放心多吃。

2. 海洋类蔬菜。众所周知，海洋类蔬菜富含碘，也含有大量的钙、钾、钠、铁、铬和铜。除此之外，海洋类蔬菜也是B族维生素和ω-3脂肪酸的优质来源。生活中要注意增加摄入这类蔬菜，如海带、紫菜、海白菜、海苔等。

3. 根茎淀粉类蔬菜。这类蔬菜往往含有比其他蔬菜更多的淀粉，同时也是类胡萝卜素、维生素C、B族维生素、维生素K和矿物质的很好来源，所以，在减肥期间用这类蔬菜代替高升糖的米面充当优质主食再好不过。这类蔬菜包括红薯、紫薯、藕、芋头、山药、胡萝卜、萝卜、南瓜、荸荠、土豆等，因为它们含较多淀粉，所以在减肥期间并不建议大量食用，替换主食占每餐的30%就可以了。相比于其他根茎淀粉类蔬菜，南瓜的淀粉含量较低，可以优先选择。

减肥期间，优先选择绿叶瓜果类蔬菜和海洋类蔬菜，适量摄入根茎淀粉类蔬菜。

每人每天应摄入400克以上的蔬菜

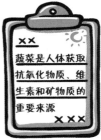

蔬菜是人体获取抗氧化物质、维生素和矿物质的重要来源

不含淀粉的绿叶瓜果类蔬菜：
白菜、芹菜、生菜、西蓝花、
黄瓜、秋葵等

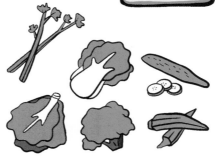

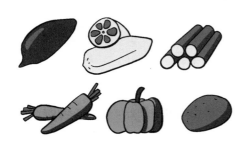

根茎淀粉类蔬菜：
红薯、藕、山药、胡萝卜、
南瓜、土豆等

海洋类蔬菜：
海带、紫菜、裙带菜等

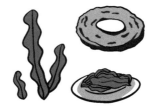

② 选择有机蔬菜真的有必要吗

摄入新鲜蔬菜时，除了要注意种类和数量，蔬菜的质量也同样非常重要。我们在逛超市的时候，经常会看到有专柜售卖有机蔬菜，而且有机蔬菜的价格比普通蔬菜更高。这代表有机蔬菜更好吗？

许多媒体都曾报道，购买有机蔬菜是在交"智商税"，有机蔬菜并不会比普通蔬菜更有营养。事实上，大部分媒体的报道都源自2012年斯坦福评估了240项研究后得出的两个结论：一，没有足够的证据表明有机食品比普通食品更有营养；二，吃有机食品能减少农药和耐药性细菌的暴露风险。显然，媒体忽略了同样重要的第二个结论。

事实上，有机食品的主要特点来自生态良好的有机农业生产体系。有机食品的生产和加工，意味着不使用化学农药、抗生素、化肥、化学防腐剂等合成物质，也不使用转基因工程生物及含转基因成分的产物。而非有机种植的农作物存在农药残留超标的概率是有机种植的4倍以上。

而农药、化肥等环境毒素会造成人体免疫系统出现紊乱，也会损伤肠道，造成肠漏症，同时还会干扰身体的激素水平，使健康受损。

食品的营养多取决于农作物生长的土壤质量，而现代大规模使用化肥、农药、抗生素等的工业化种植使土壤中的营养素和微生物正在逐渐消失。事实上，根据检测结果发现，50年前用传统方法种植的蔬果比现在的蔬果某些矿物质含量高出了75%。有机农业则比非有机农业更加注重土壤的保护措施以更好地维持土壤的生命力。

无论从健康还是从减肥角度来说，减少接触农药等环境毒素是十分必要的，而最简单的方法是尽量购买有机食品。相较于未来把钱花在医院里，现在把钱花在能为你提供健康的饮食上更为值得。所以，如果可以，请尽量选择有机食品。

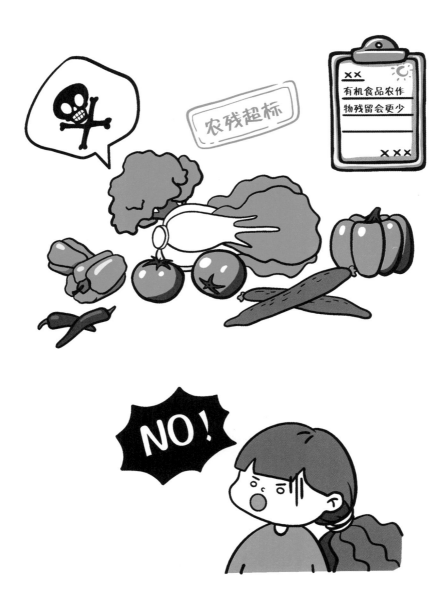

五、减肥助推剂——膳食纤维

到底什么是膳食纤维

一说健康和减肥，我们总会提起膳食纤维，到底膳食纤维是什么呢？膳食纤维其实是一种人体无法消化的复合碳水化合物，广泛存在于蔬菜、水果、谷物中。膳食纤维与能够被人体快速吸收的简单碳水化合物（含有糖和淀粉的糖类食物）不一样，它无法被人体分解，不能给人体供能，当然也不会引起血糖的波动。

看上去没有价值的膳食纤维事实上发挥着非常重要的作用。正是因为膳食纤维无法被人体消化，所以可以充当肠道的"清道夫"，帮助排出体内的废物，改善便秘。膳食纤维还能减缓食物消化的速度，帮助我们控制血糖、降低血脂和维护肠道健康，降低患糖尿病、心脏病、结肠癌的风险。膳食纤维还有助于延长饱腹感、降低食欲，促进减肥。

世界卫生组织这样建议：成人每天应补充不低于25克的膳食纤维。而膳食纤维最好的来源是天然美味的食物，例如全谷物的粗粮、豆子、蔬菜、坚果、菌菇等。但是通过粗粮和豆子来获取膳食纤维的同时也会摄入过多的糖类物质，所以在减肥期间，我们应该选择含糖较少且含膳食纤维较多的食物，例如奇亚籽、大杏仁、黑巧克力、牛油果、豆芽、紫菜、木耳、海带等。

膳食纤维分为两种类型，即非水溶性膳食纤维和水溶性膳食纤维。非水溶性膳食纤维就是我们常说的粗纤维，它增加食物体积，有助于排便，但口感较为粗糙，例如小麦麸皮；而水溶性膳食纤维能溶于水，会在大肠中发酵成为益生元，为肠道中的菌群提供大量的营养，促进肠道健康，而且它的口感较好。

很多人都选择摄入有较多感官感受的非水溶性膳食纤维，而忽略了价值更大的水溶性膳食纤维。事实上，在减肥期间应该多补充含糖少的水溶性膳食纤维，例如绿叶瓜果类蔬菜和菌菇、坚果等就是水溶性膳食纤维较好的来源。

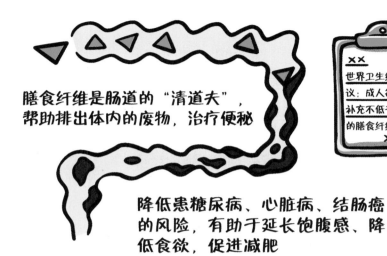

膳食纤维是肠道的"清道夫"，帮助排出体内的废物，治疗便秘

世界卫生组织建议：成人每天应补充不低于25克的膳食纤维

降低患糖尿病、心脏病、结肠癌的风险，有助于延长饱腹感、降低食欲，促进减肥

减肥期间富含膳食纤维的食物推荐

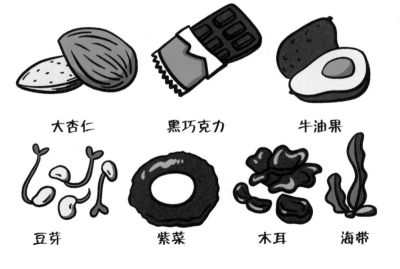

大杏仁　　　黑巧克力　　　牛油果

豆芽　　　紫菜　　　木耳　　　海带

喝饮料、吃零食也不会

发胖的秘诀

一、一夜爆红的零卡饮料，真的不会让人胖吗

别对零卡饮料掉以轻心

随着越来越多的人开始关注糖的问题，食品生产商推出了使用代糖来取代普通糖的无糖食品，比如深受减肥人群喜爱的零卡、无糖饮料。但是这些声称零热量的饮料真的能帮助我们减肥吗？

零卡饮料中使用的代糖通常是人造甜味剂，例如糖精、安赛蜜、阿斯巴甜、三氯蔗糖等，这些人造甜味剂热量极低，也不会引起血糖上升，乍一看是肥胖人士的救星。但是，人造甜味剂并不是天然形成的，而是化学加工而来。它们的甜度很高，是普通蔗糖的几百倍，加上制作成本非常低，所以很受食品生产商的欢迎。

人造甜味剂不升糖，也无法像普通的糖一样刺激大量的多巴胺分泌，从而使人产生满足感，所以吃人造甜味剂无法满足人对糖的渴望。但人造甜味剂的甜度比普通的糖要高，长时间接受高甜度的刺激，会使人对甜的食物产生依赖，而甜的食物当中不只有人造甜味剂，还有普通的糖，普通的糖会刺激食欲，导致人对甜味上瘾，即俗称的糖瘾。所以，虽然人造甜味剂不直接刺激多巴胺分泌，但会使人摄入更多的甜食，食欲越来越旺盛。

摄入过多的人造甜味剂还会改变人体肠道的微生物环境，破坏身体的激素水平，增加代谢负担，导致肥胖。其中的三氯蔗糖还有可能导致肝脏和肾脏炎症，安赛蜜还会让人产生恶心的感觉和情绪问题。人造甜味剂和普通的糖虽然通过不同的方式代谢，但一样会对糖尿病等代谢疾病及肥胖产生负面影响。人造甜味剂不仅用于零卡饮料中，还广泛用在酒类、零食、调味料中。

相较于人造甜味剂，天然甜味剂更好。例如，从植物中提取的甜叶菊、罗汉果甜苷、赤藻糖醇等。但无论什么形式的代糖，都无法帮你更好地摆脱糖瘾。

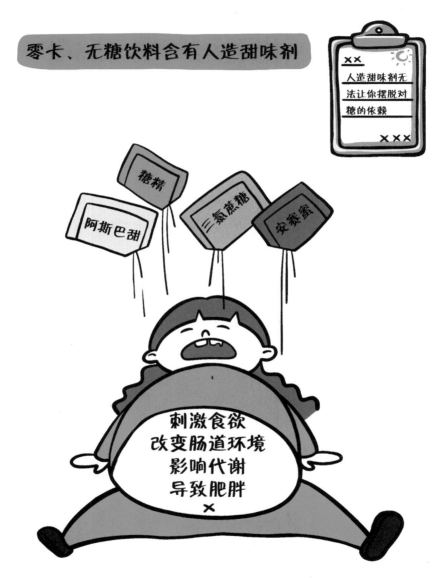

二、多喝水，让减肥加速

❶ 水是最重要的饮品，没有之一

对人体而言，最重要的是氧气，其次是水。我们的生命仰仗于水，人体50%～70%都是水，占体重的一半以上。人在缺水的状态下，连一周都挨不过去。水比食物还要重要。

水是体内物质通过血液传输转运的主要介质，在维持呼吸、新陈代谢、排泄分泌物和维系神经系统健康方面起着重要作用。研究表明，每天摄入足量的水，结肠癌发病率降低45%，膀胱癌发病率降低50%，女性高发的乳腺癌发病率降低79%。轻度至中度缺水，是多重疾病的促发因素，所以水对健康至关重要。

水对减肥的影响也非常大。我们在前面讲过，错误的减肥方法往往会限制你的进食量和饮水量，从而使你快速看到减肥效果。但我们要减掉的是身体脂肪而不是水分，限制饮水的减肥方法会影响身体的正常运转代谢，形成易胖体质。

并且，很多人嘴馋易饿实际上是一种缺水型饥饿。在通常情况下，当身体缺水时，你会感觉疲惫、能量不足，大脑有时候会把"渴"当作"饿"，因此你很容易因"假饥饿"而进食。有些人明明吃过午饭，下午却容易出现饿得胃疼的情况，这种饥饿痛通常也是身体发出的缺水信号。

想判断自己是否是缺水型饥饿最好的办法就是，当你在两餐之间感到饥饿想要进食时，不妨先喝一杯水，等10～20分钟后，再判断自己到底是饥饿还是口渴。

另外，如果处于长期的缺水状态，肌肉和脂肪细胞的燃脂效率会下降，引起便秘、关节炎、三高以及背痛、心绞痛、偏头痛等疼痛症状。摄入充足的水对减肥和健康同样重要。

判断自己是否是缺水型饥饿：
先喝一杯水，等10~20分钟后，
再判断自己到底是饥饿还是口渴

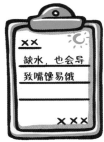

缺水，也会导
致嘴馋易饿

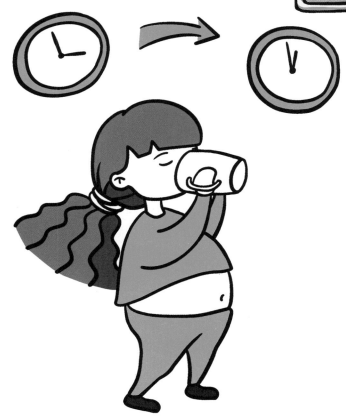

❷ 你需要多少水

一般来讲，大多数人的日均饮水量都是不够的。可以通过两个常见的方法判断你是否缺水。

1. 检查你是否经常感到口渴。当你感到口渴时，往往意味着你已经缺水好一阵子了。口渴是身体在提醒你已经太久没喝水了。

2. 检查你的尿液。排尿时，尿液如果呈现淡黄色，则表明你体内有充足的水分；如果尿液变成深黄色或者尿液很少，则意味着你缺水了。当然，需要排除因用药导致的尿液颜色变化。

通常情况下，我们的身体每天需要1500～2000毫升水。而实际饮水量则取决于你的年龄、健康状况、活动强度、生活环境，以及你的饮食习惯等。例如，每运动15～20分钟需要额外补充170～350毫升水。如果运动量较大，还要根据情况适当补充电解质，防止电解质失衡。

补水的最佳方法就是喝白开水或者矿泉水，而不是喝饮料、咖啡、苏打水、果汁等。其实，当你渴了，你唯一需要的饮品就是水。

当然也不能过度饮水，尤其是不要在短时间内猛喝太多的水。通常情况下，建议每小时的饮水量不要超过1000毫升。饮水最好选择少量多次的方式。短时间内大量饮水会造成电解质失衡。

适度、科学地喝水才是正确的喝水方式。

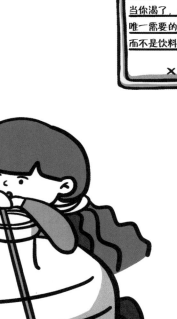

人体每天需要1500~2000毫升水。喝水时要小口慢喝

当你渴了，身体唯一需要的是水而不是饮料

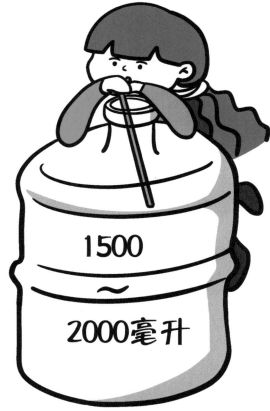

三、这些天然抗氧化饮料，让你越喝越瘦

① 巧喝咖啡帮助减肥

如果你真的爱喝饮料，那就来杯咖啡吧。咖啡是上班族和学生党喜爱的饮品之一。事实上，它还真有减肥的作用。

有研究显示，咖啡因可使人体新陈代谢率提升3% ~ 11%，而这部分提升大多都是由脂肪燃烧带来的。还有一项研究显示，咖啡会使肥胖人群的燃脂率提高10%，使较瘦人群的燃脂率提高29%。运动前来杯咖啡，可以提高燃脂效果。用咖啡替代含糖饮料是非常好的减肥选择。

除了帮助燃脂，咖啡还有改善便秘的好处。咖啡里的咖啡因对部分便秘人群来说是非常有效的。同时，咖啡里还含有少量的水溶性纤维，也能够帮助改善肠道菌群，从而解决便秘问题。

另外，咖啡在烘焙过程中会产生大量的抗氧化物质，如多酚类、咖啡醇、绿原酸等，这些抗氧化物质可以帮助我们消除自由基，达到延缓衰老的目的。

绿原酸还有一定的控制血糖、减少肥胖激素胰岛素分泌的作用。当你偶尔聚餐要吃甜食或者其他糖类食物时，来一杯咖啡，可以或多或少地帮助你控制一下血糖的飙升。

咖啡美味又减脂的前提是，挑选品质好、低霉菌的咖啡。超市货架上的速溶咖啡里有大量的人造反式脂肪酸、糖和添加剂，不仅不能帮助减脂，还会导致发胖。同样，含有大量糖和添加剂的咖啡饮料也不能被认为是对减肥有益的饮品。最好的选择是咖啡馆的普通美式咖啡，或者自己研磨咖啡豆冲泡的咖啡，或者直接买磨好的挂耳咖啡。

最后还需要提醒大家，下午3点以后最好不要喝咖啡，因为可能会影响晚上的睡眠质量。而且，咖啡有利尿的作用，喝咖啡后要注意补充水分。

咖啡因可以使新陈代谢率提升3% ~ 11%

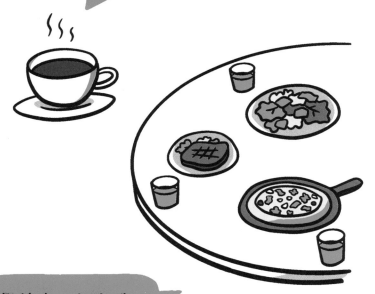

聚餐前来一杯咖啡，能在一定程度上控制血糖的飙升

❷ 减脂抗氧化的大众饮品——抹茶

不喜欢喝咖啡？没关系，抹茶也是减肥时期的好选择。真正的抹茶绝对是帮助减肥的一把好手，只可惜市面上的抹茶产品大都是和糖类物质混在一起的，再多的好处也抵消不了糖、人造反式脂肪酸和添加剂对健康的伤害，所以我建议你自行购买有机抹茶粉进行冲泡，既省钱，又能避免摄入各种添加剂。

事实上，抹茶不仅富含多种氨基酸、维生素和钾、钙、镁、铁、钠等矿物质，而且它还能提供非常丰富的抗氧化物质。抹茶中的抗氧化物质是枸杞子的6倍，蓝莓的16倍，菠菜的125倍。

其中一种抗氧化物质儿茶素，已经被证明能够显著提高血液中的CCK含量。CCK就是胆囊收缩素，一种强大的饱足激素。当我们吃的食物经过消化到达小肠时，CCK就开始分泌，刺激下丘脑产生饱足的感觉，从而防止过度进食。将含糖饮料换成抹茶饮品，能很好地刺激体内CCK的分泌。

不仅如此，抹茶中的L–茶氨酸是一种独特的氨基酸，这种氨基酸与增强专注力、创造力、认知力和记忆力有关。有相关实验发现，仅4克抹茶粉就可以有效增强受试者的反应力、注意力和记忆力。抹茶是非常适合上班族和学生党的健康减脂饮品。

除了抹茶，绿茶也是值得推荐的健康饮品。绿茶中的生物类黄酮消灭自由基的能力是维生素E的25倍，维生素C的100倍。不过，相较于仅用水冲泡茶叶的绿茶，能喝下更多研磨碎茶叶的抹茶会更好。

不管是哪种茶，饮茶都需要适量，每天饮用1～2杯即可。大量饮茶同样可能会带来潜在的健康风险。最后提醒大家，茶也具有利尿的作用，饮茶时应该注意额外补充水分。

抗氧化物质

枸杞子 × 6倍

蓝莓 × 16倍

菠菜 × 125倍

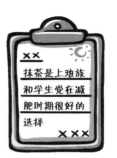

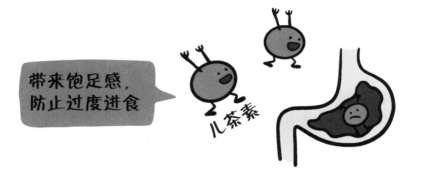

带来饱足感，防止过度进食

儿茶素

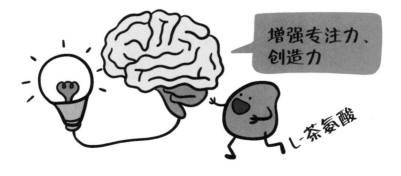

增强专注力、创造力

L-茶氨酸

四、减肥不用放弃热可可和巧克力

让人爱不释手的抗衰老食材

无论是冬日暖暖的热可可，还是由可可豆制作的巧克力，都是明星超模的挚爱。可是你也许会有疑问，热可可和巧克力不都是减肥时不能吃的东西吗？不，事实恰恰相反，真正的可可制品不仅不会让你发胖，还能帮助你抵抗衰老、保护皮肤、有益健康。

无论是巧克力还是热可可，都是由可可树的果实制成的。在它不起眼的外表下蕴含着非常丰富的营养成分，比如可可中的类黄酮，能显著降低低密度脂蛋白的含量；可可中的原花青素和儿茶素，具有强大的抗氧化作用，能改善炎症及减轻过敏反应；可可也是矿物质，如铁、锰、钙、铜、硒、钾、锌等的很好来源，这些矿物质对提高人体免疫力、增强新陈代谢都有很大的益处。

获得收益的前提是，你选择的巧克力、热可可是真的巧克力和热可可。

绝大多数市售的巧克力并不是真正的巧克力！只要查看食品包装背面的配料表就不难发现，有些巧克力的配料表中居第一位的不是"可可豆"而是"白砂糖"！前面讲过，配料表中的配料是按照其在食品中的含量由高到低排序的，排名越靠前说明含量越高。所以，你买到的可能并不是巧克力，只是巧克力味的糖块而已。

在饮品店里喝到的热可可也逃脱不了与抹茶饮品一样的宿命。这些被加了大量的糖、各种添加剂和人造反式脂肪酸的热可可，早已经变成打着健康招牌的垃圾食品了。

选择巧克力时，尽可能选择可可含量在85%以上的巧克力，且配料越少越好。这样的巧克力吃起来很苦，你可以把它切碎，搭配无糖酸奶食用，口感很好。

同样，建议大家购买有机无碱化的可可粉，自己冲泡热可可，搭配天然椰浆，再撒一些纯巧克力碎，就是减肥期间的绝佳饮品！

若市售巧克力的配料表中居第一位的不是可可豆，而是白砂糖，那它只不过是巧克力味的糖块

××
购买巧克力时
一定要检查配
料表
×××

要选择可可含量85%以上的巧克力，且配料越少越好

品名：×××
产地：×××
规格：×××
成分：白砂糖、精盐、乳糖、可可粉末、合成香料……

五、低脂牛奶并不适合减肥

全脂牛奶和低脂牛奶的区别

自从低脂饮食减肥法成为风尚，在喝牛奶这件事情上，无论是减肥的女性，还是老人、小孩，都纷纷放弃了全脂牛奶，转而选择看似更健康的低脂牛奶。可低脂牛奶真的就是健康的牛奶吗？

通过本书前面对膳食脂肪的介绍，我们应该知道天然的好脂肪并不是减肥的"拦路虎"，而糖类＋脂肪组合食物才是减肥的最大敌人。而低脂牛奶最大的问题恰恰就在于它损失了脂肪，自然也损失了全脂牛奶里的脂溶性维生素。人体若缺乏脂溶性维生素，就可能会产生缺钙、肥胖、免疫力下降等健康问题。

事实上，低脂牛奶主打的低热量、低脂肪并不是减肥的关键，低脂牛奶通过均质化的方式过滤掉了健康的脂肪，牛奶变得不再香醇，所以食品商往往会在低脂牛奶中加入大量的糖和其他添加物，而这些经过过度加工的牛奶只会让你越喝越胖。

不过就算是"更高级"的全脂牛奶，我也不建议你多喝。牛奶中虽然没有添加额外的糖，但它本身就含有乳糖，而多数中国人都对乳糖不耐受，身体无法更好地消化乳糖，从而容易产生腹胀、腹泻、恶心等消化系统疾病。

而且，牛奶中的乳糖含量还真不低。一瓶250毫升的纯牛奶含乳糖高达13克。而过量的乳糖同样也会刺激肥胖激素胰岛素的分泌。所以对于减肥人群，牛奶还是尽量少喝一些。如果真的想喝牛奶，也请一定选择营养更为全面的全脂牛奶。

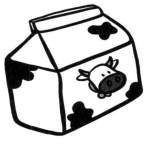

低脂牛奶

PK

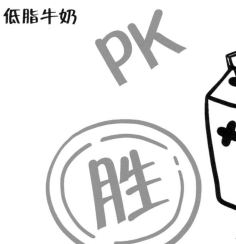

胜

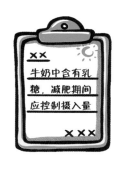

牛奶中含有乳糖，减肥期间应控制摄入量

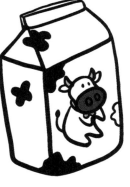

全脂牛奶

❷ 牛奶的完美替代品

在减肥期间，有一种奶制品可以完美替代牛奶，那就是杏仁奶。杏仁奶在欧美国家绝对是明星超模的必备牛奶替代品。它的味道虽然不如牛奶浓郁，但却有淡淡的坚果香，也算别有一番风味。杏仁奶尤其对乳糖不耐受的人群特别友好。

杏仁奶是用美国大杏仁（也称巴旦木）制作而成的。杏仁奶不仅不含乳糖，还含有较多的膳食纤维，而且其中富含的钾和镁等矿物质以及重要的抗氧化剂维生素E，对于健康和减肥都十分有益。

杏仁奶除了可以直接饮用，还可以当作健康的咖啡伴侣来搭配咖啡饮用。天然抹茶冲泡出来的饮品口感会有点苦，加点杏仁奶做成抹茶拿铁，不仅降低了苦味，还增添了淡淡的坚果香，口感更好。杏仁奶和热可可也很配，一杯加了杏仁奶的热可可是冬天再好不过的减肥饮品了。

然而，市面上很难买到真正的杏仁奶，大多都添加了糖和其他添加剂。没关系，我们可以自己动手制作，非常简单，只需要三个步骤。

1. 将巴旦木放入碗中，加入足够的水浸泡，置于冰箱冷藏12 ~ 24小时。

2. 将浸泡过的巴旦木捞出，放入榨汁机中，按1：3的比例倒入3份纯净水，用榨汁机充分打匀。

3. 若追求更顺滑的口感，可以将打好的杏仁奶用纱布过滤掉残渣。当然不过滤也可以，在饮用时能吃到巴旦木碎，也别有风味。

这样做出的杏仁奶因为没有任何添加剂，所以需要放入冰箱冷藏，随喝随取，保质期是3 ~ 5天。

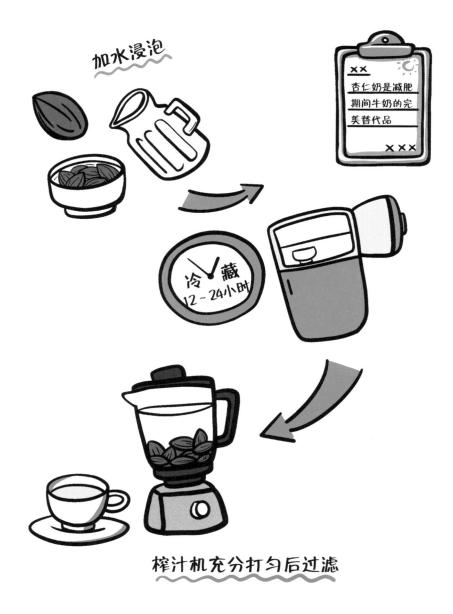

加水浸泡

杏仁奶是减肥
期间牛奶的完
美替代品

冷藏
12～24小时

榨汁机充分打匀后过滤

6
喝饮料、吃零食
也不会发胖的秘诀

7
减肥成功的秘诀
在于肠道环境

8
你的心情决定了
你的减肥速度

9
躺着就能瘦，睡
出好身材

10
科学、快速地打
破减肥平台期

六、它才是减肥界的明星零食

提高代谢的零食选择——坚果

在减肥初期总是会忍不住想要饭后来点零食，与其选择那些蛋糕、饼干、含糖巧克力等精加工的糖类食物，不如选择富含优质脂肪，还能提高代谢率的坚果。

2010年《营养》杂志发表了一篇研究，该研究分析了150篇相关论文及数十项大型流行病学研究后，全面评估了坚果对人体健康的影响。研究发现，经常吃坚果的人健康状况有明显改善，坚果有助于降低血脂、降低冠心病的患病风险，同时有缓解体内炎症、减少腹部脂肪、防止发胖等益处。

但是，为什么有些人吃坚果越吃越瘦，有些人却越吃越胖呢？答案在于坚果的选择。有些坚果除了含有优质的脂肪，净碳水化合物（去除膳食纤维后剩余的能升糖的碳水化合物）的含量也较高。在减肥期间，应优先选择低净碳水化合物的坚果，如山核桃、夏威夷果、巴西坚果、松子、榛子、核桃、巴旦木等，尽量避免食用瓜子、花生、腰果、开心果、板栗等高净碳水化合物的坚果。

坚果是否进行过加工也很重要。天然的原生坚果无论是矿物质含量还是优质脂肪含量都比较高，也正因为如此，它才能发挥有利于健康的作用；而经过盐焗等加工方式处理过的坚果，通常都会含有大量的钠，而且在加工过程中使用精炼植物油经过高温油炸和加入各种添加剂，都会破坏坚果中的天然脂肪，增加肥胖和患病风险。所以购买坚果时最好选择天然的原生坚果，如果没有，也尽量选择添加剂少的原味坚果。

坚果并非吃多少都没问题，每天摄入20～35克为宜。可以将多种坚果混合分装进小袋子中每天携带，既方便还不容易超量。还需要注意的是，坚果中含有大量的优质脂肪，如果平时摄入过多的糖类食物，再吃下过量的坚果，那一定构成了糖类＋脂肪组合，不仅会导致发胖，还会引起炎症，影响皮肤状态。

低净碳水化合物的坚果：

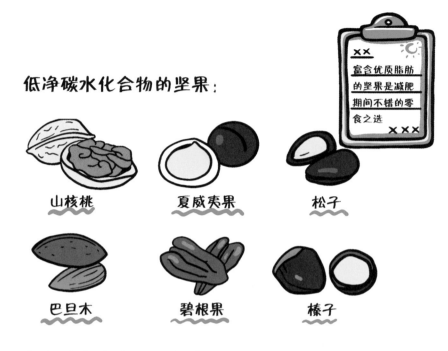

富含优质脂肪的坚果是减肥期间不错的零食之选

山核桃	夏威夷果	松子
巴旦木	碧根果	榛子

高净碳水化合物的坚果：

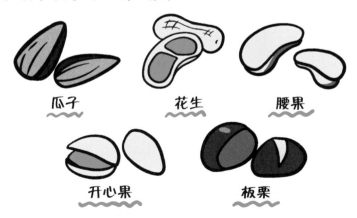

瓜子	花生	腰果
开心果	板栗	

七、聚餐、减肥两不误的秘诀

外出就餐的选择

外出就餐时，该如何选择餐厅和食物，才能在享受美味的同时减轻对减肥效果的影响呢？以下给大家一些我的推荐。

1. 火锅店。这里可选择的食材较多，请优先选择未经腌制的牛羊肉、禽类肉及海鲜，再配以新鲜的蔬菜涮煮。注意，尽量避免含糖酱料，宜选择蒜泥、葱末等调料。

2. 烤肉店。烤肉能提供蛋白质和优质脂肪，再配上生菜，也是美味又健康的选择。需要注意，不要在烤肉上刷任何含糖的酱料，也不要点石锅拌饭或者朝鲜冷面等糖类主食。避免摄入糖类＋脂肪组合食物，才是好吃不胖的根本。

3. 海鲜／日料店。在海鲜／日料店能吃到许多富含 ω-3 脂肪酸的食物，如三文鱼、螃蟹、生蚝等。尤其是生蚝，蛋白质、维生素及锌、铁、钙等含量较高，有助于提高人体免疫力。但尽量不要点寿司等含有大量糖类物质的菜品。

4. 烤串店。烤串店也有很多肉类，尤其有营养丰富的动物内脏可供选择，例如鸡肝、鸡胗、鸡心等都是维生素A、铁及其他维生素与矿物质的良好来源。凉拌蔬菜和烤鱼也是不错的选择。但同样，还是要注意酱料的问题。

5. 羊肉／牛肉汤馆。这里通常有营养丰富的羊杂汤和牛杂汤。建议再点份青菜，营养足够了。

6. 西餐厅。点一份牛排（这是很好的蛋白质来源），搭配蔬菜沙拉，再加一杯柠檬水，就是很棒的选择。尽量避免吃意大利面、面包、薯条等食物。

在外聚餐，很难避免摄入隐藏的糖类物质，所以应当少吃米饭等主食。如果要吃主食，优先选择南瓜、红薯等优质主食。原则上，保证蛋白质的摄入充足，再配以天然的优质脂肪和新鲜蔬菜即可。

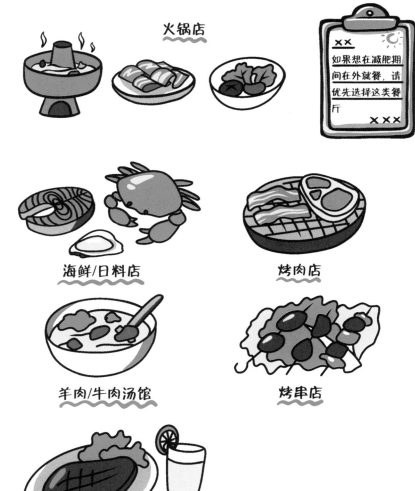

火锅店

如果想在减肥期间在外就餐，请优先选择这类餐厅

海鲜/日料店

烤肉店

羊肉/牛肉汤馆

烤串店

西餐厅

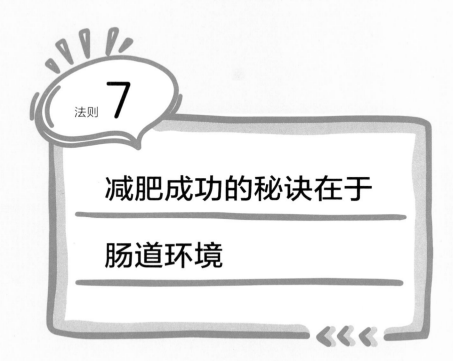

法则 **7**

减肥成功的秘诀在于

肠道环境

一、你的肥胖可能与肠漏症有关

小心肠漏症

肠道一直是被我们忽视的器官，其实，它的重要性仅次于大脑。肠道的工作并不仅仅是消化这么简单。肠道是人体重要的免疫屏障。在我们的肠道中，生活着数以万计的肠道菌群，这些肠道菌群每天参与免疫系统的调控工作，事实上，我们身体中80%的免疫系统都存在于肠道当中。

肠道既帮我们吸收营养，又帮我们赶走有害的外来物质，发挥着重要的屏障作用。本来在正常状态下，小肠壁上的黏膜上皮细胞是紧密连接的，仅允许水和营养物质通过肠壁进入身体，同时阻止有害物质进入；而当肠壁上的黏膜上皮细胞受损变得松散时，肠壁的通透性增加，有害细菌和毒素就会通过肠壁进入血液，未消化完的食物也会绕开正常的吸收过程侵入，这样的现象通常被称为肠漏症，它对人体健康危害巨大。

肠漏症除了会直接影响免疫系统，还会造成食物过敏、炎症、吸收不良、便秘、腹泻、类风湿性关节炎、桥本氏甲状腺炎、痤疮、湿疹、抑郁等问题。

肠漏症也被认为是导致肥胖的主要原因之一。即便我们摄取了充足的营养，也会因为肠漏症的原因，身体没有办法更好地吸收维生素与矿物质，自然也就会降低这些营养物质对身体产生的有益作用。

导致肠漏症的原因包括：摄入过多的 ω-6脂肪酸、反式脂肪酸、小麦制品、酒精、加工食品、果糖，以及农药、BPA等化学物质，滥用抗生素和非甾体抗炎药等。

想要更好地预防和改善肠漏症，首先应该避免上述问题；其次，积极摄入有助于调节肠道健康的益生菌，以及富含 ω-3脂肪酸、膳食纤维和多酚的健康食物。

肠漏症会导致便秘、食物过敏、皮肤粗糙、肥胖、炎症等

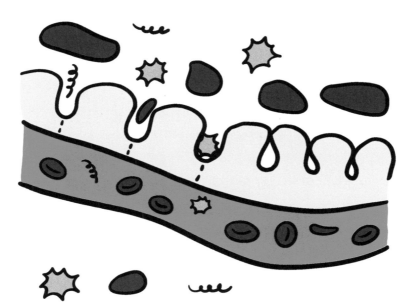

毒素　食物残渣　细菌

二、解决便秘的五大方法

① 解决便秘，首先要了解便秘

让我们一起来聊聊令人尴尬的排便问题，不要嫌弃，这可能是一篇"有味道"的科普文章。排便对我们的身体健康来说是非常重要的，便秘除了会让人感到不适，还可能引起口臭、肥胖、色斑、身体慢性炎症等健康问题。所以，我们很有必要认真地认识一下它。

"便便"是身体中的废物，它是由我们吸收消化后的食物残渣、细菌及消化代谢物共同构成的。今天吃了什么？肠道到底健不健康？你的"便便"都会告诉你。

"便便"中有70%都是水分，还有10%的膳食纤维、10%的食物残渣及10%的其他物质。每个人消化食物所需要的时间和将废物排出体外所需要的时间都是不同的。有的人一天排便3次，有的人两天才排便1次。无法比较哪种更好，因为人的个体差异非常大。对于你来说，什么样的频率是正常的才是最重要的。

相较于排便频率，"便便"的形状更能反映我们身体的真实情况。养成在冲水前看一眼"便便"的习惯，有助于更好地了解自己的"便便"。根据布里斯托的大便分类法，最健康的"便便"应是质地柔软、表面光滑且呈香肠状的，过于干硬或是完全不成形，都不是健康的"便便"该有的状态。

判断是否便秘，要看是否有以下症状，满足至少两种症状才属于便秘的范畴：排便费力，"便便"干硬或呈硬邦邦的颗粒状，总是有排便不尽的感觉，感受到直肠阻塞，需要手动干预才能排出大便，一周排便少于3次。

实际上，如果你3天排便1次，但是你的"便便"有形、松软，颜色呈现黄色或浅棕色，且排便的过程比较通畅，那就不算是便秘。这时，没有必要进行过度的人为干预。

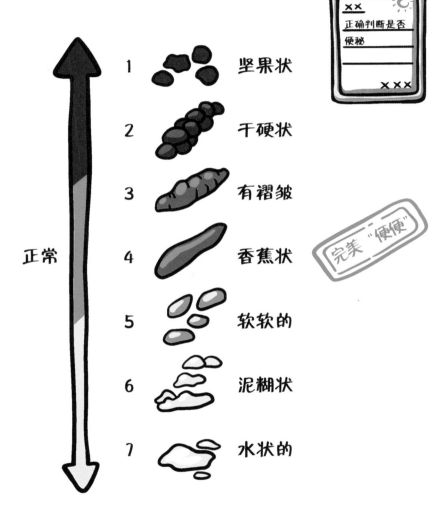

布里斯托大便分类法

正常			
	1		坚果状
	2		干硬状
	3		有褶皱
	4		香蕉状
	5		软软的
	6		泥糊状
	7		水状的

××

正确判断是否

便秘

×××

完美"便便"

❷ 解决便秘问题的错误行为

现在很多人对便秘有错误的认识，于是对排便进行错误的人为干预，反而产生了更多的问题。常见的解决便秘问题的错误行为都有哪些呢？

1. 香蕉通便法。香蕉是大多数"便秘党"常吃的水果之一，他们认为香蕉可以润肠通便。但实际上，香蕉改善便秘的作用非常小，甚至有些人吃了香蕉以后反而更容易发生便秘。这是因为香蕉中含有鞣酸，而鞣酸有很强的收敛作用，容易造成大便结节。而且，香蕉所含的膳食纤维其实并不多，远远逊色于牛油果、大杏仁、紫菜等低糖食物。即便有些人吃了香蕉会排便，也极有可能是因为他们对香蕉中的果糖不耐受而产生的腹泻。减肥人群要特别注意，吃香蕉可能没解决便秘问题，却让你越吃越胖。

2. 使用泻药清宿便。许多人对排出宿便有执念，其实在医学上并没有宿便的概念，加上如果"便便"正常，就算是3天排一次也不算是便秘。许多人盲目地跟随广告宣传的"清宿便排毒养颜"的口号，人为地使用一些类似泻药的产品排便。这不仅会干扰机体的正常代谢，加重便秘，增加肠癌的发病率，而且对肠道环境有破坏，进而增加肥胖的可能，所以万万不可使用泻药人为干预排便。

3. 长期使用开塞露。"便秘党"最常用的"神器"就是开塞露，它利用甘油、山梨醇和硫酸镁的高浓度和高渗透性，使水分渗入肠腔，软化大便，刺激肠蠕动，引起排便反应，再加上药物的润滑性，"便便"更容易排出体外。在便秘时，使用开塞露确实可以帮助排便，但是只能应急或者偶尔使用，这样的方法治标不治本。长期依赖开塞露会降低肠道自身的敏感性，甚至可能加重便秘。

事实上，便秘是由不良的生活方式以及错误的饮食习惯造成的，一味地使用不当的解决方法只会加重便秘，甚至增加患病风险。

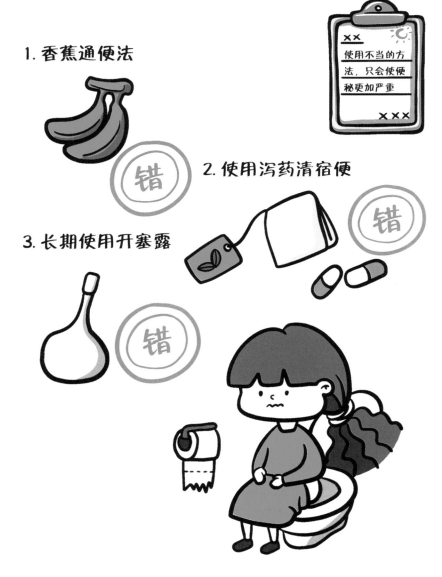

1. 香蕉通便法

2. 使用泻药清宿便

3. 长期使用开塞露

使用不当的方法，只会使便秘更加严重

❸ 5个方法轻松解决便秘问题

导致便秘的因素有很多，比如，缺少膳食纤维、缺水、肠道菌群失调及肠易激综合征、不良的情绪和生活方式等都会引起便秘。想要从根本上科学地改善便秘，可以从以下5个方法入手。

1. 补充足够的水分。现代人由于工作繁忙，往往忽略了喝水。当身体中的水分降低1% ~ 2%时，就会出现便秘问题。所以，及时补充水分是解决便秘问题的首要因素。许多人在摄入充足的水分后，便秘都有了明显的缓解。

2. 增加膳食纤维的摄入。在前面的章节中，我们了解到，现在很多人的饮食都是缺乏膳食纤维的。而膳食纤维摄入不够，也是引起便秘的一个非常重要的原因。在饮食中增加富含膳食纤维的食物，例如紫菜、木耳、西蓝花、牛油果、大杏仁、亚麻籽、海带等，能使便秘问题得到极大的改善。

3. 多吃含镁的食物。镁是现代人比较缺失的矿物质之一。身体在缺乏镁的时候，出现最多的情况就是便秘，其次是腿脚抽筋、失眠、疲惫、高血压等。要补充镁，可以在生活中多吃含镁较多的食物，包括鱼类、坚果、牛油果、紫菜、虾米、深色的绿叶蔬菜等；也可以服用镁补充剂。

4. 补充益生菌。肠道菌群失调，也是导致便秘的非常重要的原因。补充富含益生菌的食物，可以帮助调节肠道的菌群平衡，恢复肠道本该有的健康状态，这是解决便秘的根本。常见的富含益生菌的食物有发酵类的泡菜、酸奶、苹果醋、奶酪、纳豆等。

5. 改变排便的姿势。现在很多人的家里都是坐式马桶，而坐式马桶最大的问题是，在人排便时会使直肠呈现弯曲的状态，增加排便的难度。事实上，蹲便是保证直肠通顺，让"便便"顺利排出的最好姿势。针对家里的坐式马桶，我们可以在如厕时在脚下垫个凳子，来帮助直肠通顺，从而顺利排便。

除这些方法之外，还需要注意的是，不要忽视便意，当有便意来临的时候要及时解决，经常性地憋大便也会引起便秘。

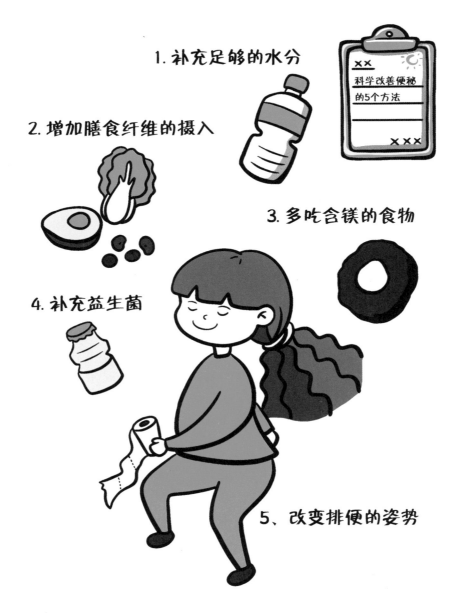

1. 补充足够的水分

2. 增加膳食纤维的摄入

3. 多吃含镁的食物

4. 补充益生菌

5、改变排便的姿势

科学改善便秘
的5个方法

三、肠道中的"小朋友"也会影响你的胖瘦

肠道菌群与肥胖的关系

你知道吗？在我们的肠道中生活着大量的肠道菌群，它们的数量是人体细胞的10倍还多！可以说，这些"小朋友"影响着我们身体的方方面面，包括脑海中的想法。所以，肠道有时也被称为"第二大脑"。每天有成千上万的菌群在我们的肠道中"安居乐业"，而它们也影响着我们的减肥效果。

在肠道中，数量最多的两种细菌是厚壁菌和拟杆菌，占肠道细菌的90%以上。这两种细菌的比例也决定了人的炎症水平、肥胖程度及患糖尿病、冠状动脉粥样硬化等相关疾病的概率。厚壁菌是"臭名昭著"的与肥胖相关的细菌，它善于帮助身体从食物中摄取更多的热量。当厚壁菌成为肠道的"主力菌"时，我们就更容易变成易胖体质。拟杆菌并不会和它"同流合污"。所以，肥胖人群体内的厚壁菌水平相对较高，而瘦人的肠道菌群中有更多的拟杆菌。

这也是有些人会成为减肥"困难户"，有些人则减肥效率很高，并更容易维持好身材的原因之一。那什么样的食物能够帮助我们"建设"更好的肠道菌群呢？非能很好地提供益生菌的发酵类食物莫属。

摄入发酵类食物对减肥是十分有利的。在国外的一项随机对照实验中，肥胖患者被随机分配到食用发酵泡菜组和食用蔬菜对照组，实验时间为4周。最后结果表明，那些食用发酵泡菜的人，体脂百分比、空腹血糖、总胆固醇和体重指数都得到了显著下降。

食物在发酵的过程中，会产生有益于肠道的益生菌，这些益生菌可以帮助我们维持肠道菌群的平衡，改善肠道环境，提高免疫力。摄取富含益生菌的食物还可以提高体内维生素A、C、K和B族维生素的利用率。

所以，关注肠道健康、增加肠道益生菌是获得更好的减肥效果的秘诀之一。

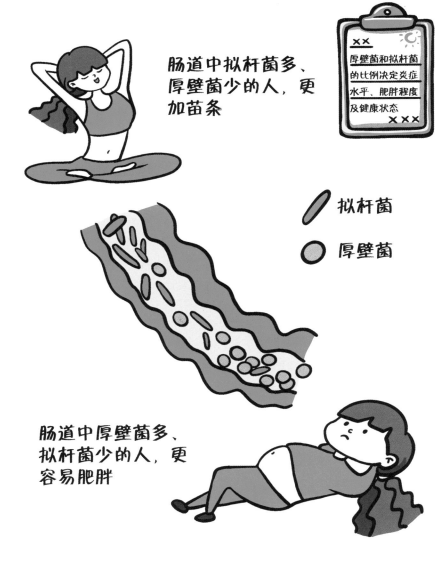

肠道中拟杆菌多、厚壁菌少的人，更加苗条

厚壁菌和拟杆菌的比例决定炎症水平、肥胖程度及健康状态

拟杆菌

厚壁菌

肠道中厚壁菌多、拟杆菌少的人，更容易肥胖

四、请多吃这些帮助减脂、有益于肠道的食物

① 富含益生菌的发酵食物

积极补充益生菌能够让我们的肠道越来越健康，而吃富含益生菌的食物是摄取益生菌的最佳方式，因为这样可以让益生菌的生物利用率达到最高。以下为大家推荐一些益生菌含量丰富的食物。

1. 无糖酸奶。酸奶在发酵过程中，乳糖含量会大大降低，因而更容易被人体消化和吸收，尤其对于乳糖不耐受的人群来说，酸奶是非常好的选择。相较于高乳糖的牛奶，酸奶不仅乳糖含量更低，而且在发酵的过程中还产生了大量有益菌，同时保留了较多的蛋白质，而蛋白质对减肥是十分必要的。选择酸奶时，一定避免"风味酸奶"的字样，它们几乎都含有糖和各种添加剂、香料，购买时以选择无糖、无添加，只有牛奶和发酵菌的纯酸奶为佳。

2. 无糖泡菜。泡菜已经有600多年的历史了，是最早出现的富含益生菌的发酵食物。泡菜的种类有很多，例如四川泡菜、东北酸菜、韩国泡菜和德国泡菜。拿用卷心菜做的德国泡菜举例，在发酵的过程中，德国泡菜中的维生素C和维生素B含量比新鲜卷心菜还高，尤其是维生素C，其含量是新鲜卷心菜的20倍，德国泡菜中活跃的乳酸菌和其他有益微生物的数量也比新鲜卷心菜多得多。

3. 康普茶。它是起源于中国并流传上千年的发酵红茶，用红茶菌制作而成。康普茶富含多种益生菌、氨基酸、B族维生素和酶。你可以购买红茶菌自己在家制作康普茶。康普茶喝起来口感酸酸的。

4. 纳豆。纳豆是一种经过发酵的大豆，含有功能极其强大的益生菌——枯草芽孢杆菌。很多研究显示，枯草芽孢杆菌能够促进免疫系统、心血管系统健康，强化维生素K的吸收。而且，在发酵的过程中，大豆含有的植酸、凝集素

等有害物质也会被降解。

5. 无糖苹果醋。未经巴氏杀菌的苹果醋含有益生元——果胶。此外，苹果醋还有助于将抗性淀粉转化为丁酸，而丁酸对维持健康的肠道菌群是有益的。

❷ 肠道最爱的"饮料"

事实上，骨头汤是滋养肠道的最佳"饮料"，它也是在我们的生活中十分常见的一类食物。很多人想通过喝骨头汤来补钙，实际上，骨头汤中的钙含量并不高，但并不能因此说它没有价值。

骨头汤中有许多对肠道有益的物质。例如，骨头汤中的明胶能够中和肠道中的毒素，保护肠道黏膜；骨头汤中的黏多糖类物质能够起到益生元的作用，促进肠道中有益菌的生长，维持肠道健康；骨头汤中的谷氨酰胺是肠壁黏膜上皮细胞的主要营养来源，它对修复肠漏症、防止肠道中电解质和水分的流失有帮助；骨头汤中的硫酸软骨素和氨基葡萄糖化合物能够缓解关节炎和关节疼痛。

骨头汤还是矿物质的良好来源，钙、镁、磷、硅和硫等矿物质在骨头汤中都会以容易吸收的形式存在。另外，骨头汤也是天然胶原蛋白较好的来源之一。胶原蛋白除了可以帮助我们滋养皮肤，还有助于减轻关节老化，维持健康的骨密度。

在制作骨头汤时，尽量选择多种骨头一起炖煮，例如牛骨、猪骨、羊骨、鱼骨等，用带骨髓的骨头会更好。在炖煮的过程中，添加一点醋，可以更好地促进骨头中的营养物质流出，炖进汤里。推荐每周喝2 ~ 3次骨头汤。

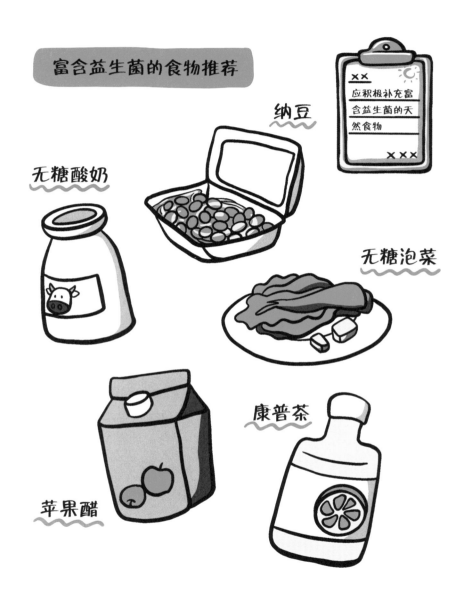

富含益生菌的食物推荐

纳豆

无糖酸奶

无糖泡菜

康普茶

苹果醋

应积极补充富
含益生菌的天
然食物

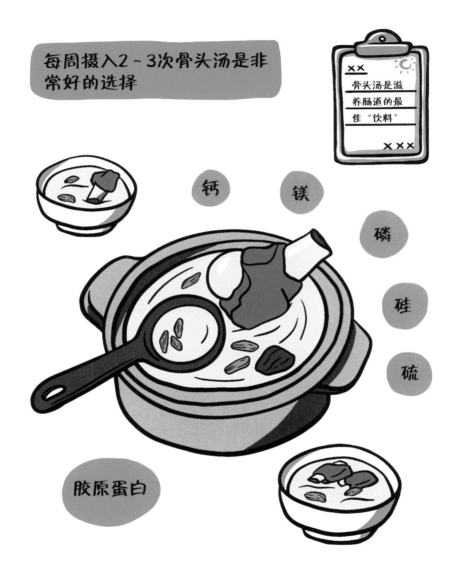

每周摄入2～3次骨头汤是非常好的选择

骨头汤是滋养肠道的最佳"饮料"

钙　镁　磷　硅　硫

胶原蛋白

五、远离这些易胖食品

减肥成功的秘诀在于拒绝加工食品

随着生活的进步，我们购买各种各样的食品越来越便捷，但是这也导致大量的加工食品出现在我们的饮食中。而想要改善肠道环境，减少加工食品的摄入是一个大前提。因为加工食品往往含有大量破坏肠道健康的添加剂、人造反式脂肪酸以及防腐剂，这在无形之中助长了有害菌的大量滋生。

食品添加剂几乎不会给身体提供任何营养，但却能增添食物的风味、口感，并能延长保质期。简单地说，食品添加剂能让加工食品看上去美观，吃起来好吃，但是吃进身体后，各种食品添加剂需要经过许多器官的处理才能被消化和代谢，这无疑增加了身体的负担，还会严重影响健康状态。

虽然如今大部分加工食品中的添加剂符合国家标准，但是抛开剂量谈毒性都是"耍流氓"。现在的加工食品太多了，我们为了便捷，越来越多地选择加工肉类、饮料、各种代餐产品和大量的零食、蛋糕等，因此积少成多，身体摄入了大量添加剂。例如，仅仅一包薯片，就已经包含了20多种添加剂。加工食品简直就是减肥的"雷区"。

相较于加工食品，天然的原生食物营养价值要更高。原生食物有着完整的蛋白质、碳水化合物、脂肪，以及维生素和矿物质等营养组合，它们是人体能够识别和利用的营养素；而加工食品虽然额外、人为地添加了营养素在里面，但是高度加工化和大量添加剂的使用，让食物中的生物酶缺失，并且人为添加的营养素往往是以不能被人体有效利用的形式存在的。

土豆和薯片哪个更健康？答案不言而喻。同样，减肥代餐也一定不会比天然的食物更能帮助你真正健康地减肥。所以，无论哪种形式的加工食品，都是减肥期间最应该拒绝食用的。

含有大量添加剂的加工食品有：
饮料、饼干、蛋糕、加工肉类、薯
片、巧克力、糖果、方便面……

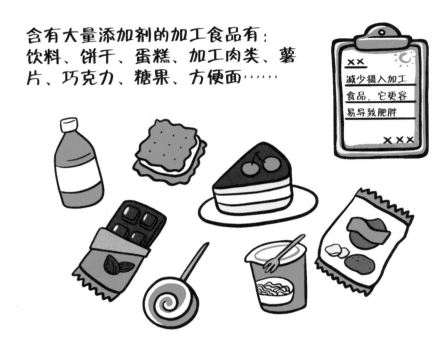

减少摄入加工食品，它更容易导致肥胖

不易发胖的原生食物有：时令蔬菜、鱼、肉、
蛋、无糖酸奶、蓝莓、土豆……

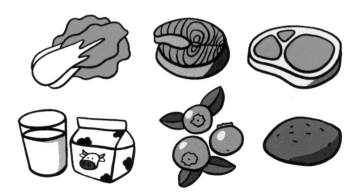

6 喝饮料、吃零食
也不会发胖的秘诀

7 减肥成功的秘诀
在于肠道环境

8 你的心情决定了
你的减肥速度

9 躺着就能瘦，睡
出好身材

10 科学、快速地打
破减肥平台期

六、保护你的"瘦身菌"

还能从哪些方面补充有益菌

除了在平时的饮食中增加摄入富含益生菌的食物，我们还可以通过以下两个方面保护肠道中有益的"瘦身菌"。

一方面，清理掉"绊脚石"。在我们修复肠道健康的道路上，往往有一些"绊脚石"会阻碍前行，要及时清理掉它们。

1. 含反式脂肪酸和大量糖类的食物。这类食物往往会助长肠道中有害菌的生长，破坏肠道平衡，产生肠道毒素，让人更加容易发胖。

2. 有毒化学物质。这类物质通常会出现在加工食品中，不当的生活习惯也会让你接触到这类有毒化学物质。例如，经常食用包装含有BPA涂层的罐头食品、使用塑料袋或塑料容器加热食物、暴露在大量使用杀虫剂的空间中……这些都会严重影响肠道菌群的平衡。

3. 小麦制品。小麦中含有的麸质是导致肠漏症的重要原因之一，同时它还会促发慢性炎症、刺激食欲，从而增加肥胖的概率。

另一方面，我们需要通过其他方法来补充更多的有益菌。例如，补充益生菌补充剂，多接触大自然中的有益微生物，这些微生物对人体保持肠道健康有着极其重要的作用。具体来说，可以通过以下方式获取天然的有益菌：

1. 多在户外走走。最好能在有植被、有泥土的森林公园中光脚走一走。

2. 在家里种植植物。在家里种花，增加接触天然土壤的机会。

3. 多去海里游泳。即便不游泳，也可以坐在海边冲冲海水或光脚走一走。

要记住，肠道的健康状态以及肠道菌群的平衡，对于减肥和健康来说都是最容易被人忽视却极其重要的存在。

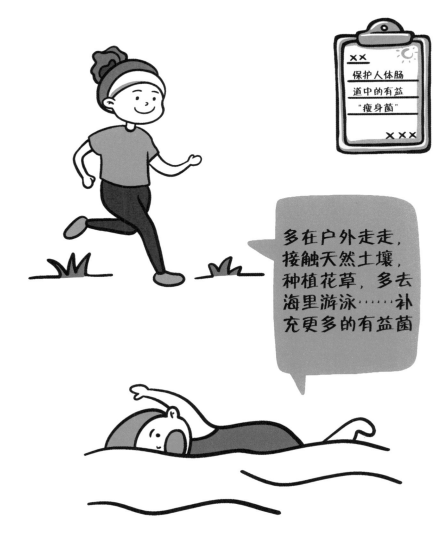

6 喝饮料、吃零食
也不会发胖的秘诀

7 减肥成功的秘诀
在于肠道环境

8 你的心情决定了
你的减肥速度

9 躺着就能瘦，睡
出好身材

10 科学、快速地打
破减肥平台期

关注公众号，回复"冥想"
即可领取正念冥想操作方案

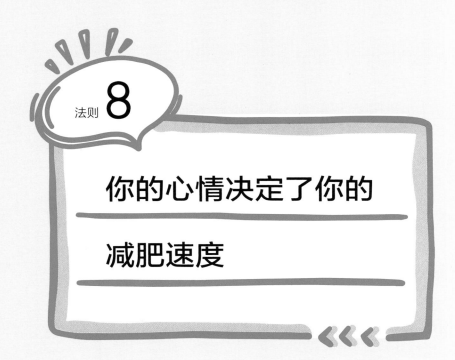

法则 8

你的心情决定了你的

减肥速度

一、最容易瘦身失败的两种人

有这两种心理的人最难减肥

在减肥失败的"队伍"中，往往存在很多这两种类型的人：第一种类型是每天频繁称体重，第二种类型是喜欢给自己制订过高的减肥目标。这两种类型的人减肥容易失败的原因是没有一个正确的减肥观。

他们一直错误地认为减肥理想的体重变化应该是快速直线下降的。但事实上，你看到的任何一个真正减肥成功且能保持身材不反弹的人，他的减肥体重记录并不是直线下降的，通常都是有起有伏，但整体呈逐渐下降趋势的。

第一种类型的人过度关注体重的变化，一天要称十几次体重，上完卫生间称，体重下降了就开心，喝完水称，体重上升了就难过。实际上人的体重在一天当中会随着运动量、喝水量、进食量等有1～4斤的浮动，这是非常正常的事。虽然体重有大的浮动，但是身体脂肪在短时间之内的变化是很小的。所以大可不必越称体重越焦虑，每周2～3次，早上固定时间空腹测量会更为准确。

另外，制订过高减肥目标的那类人，往往都会进行短期内的"强效减肥"，例如刻意地少吃多动，或者通过某些极端方式减肥。而这往往会对人的生理机制造成影响，比如基础代谢受损、瘦素下降、分泌皮质醇等，一旦饮食恢复，必然出现更严重的反弹。并且，人的意志力并不是取之不尽的，它很多时候表现得非常薄弱。一味地追求快速减重，反而会更容易在达不到自己心理预期的目标后崩溃放弃，继而暴饮暴食。

事实上，过高的预期和错误的减肥认知往往是导致许多人减肥失败的原因，甚至很多人一味地给自己施加压力，却忘了减肥并不是单纯地减掉体重，而是减少身体脂肪，这样才能看上去更加苗条。建立正确的减肥认知，设定更为合理的减肥目标，通过科学的饮食调整你的食欲、新陈代谢、肠道菌群等，才会使你在减肥的道路上进步更快，更容易坚持，效果也会更好。

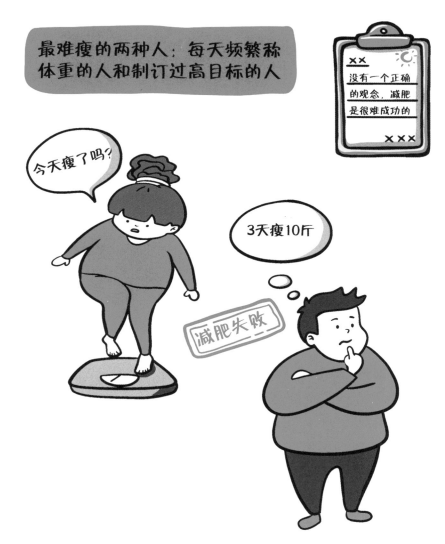

二、情绪对减肥的影响超出你的想象

① 情绪对减肥的影响

你可能想不到，臃肿的大肚子、粗壮的"大象腿"、摇摇晃晃的"蝴蝶袖"，这些都跟你的情绪有非常大的关系。情绪问题可以说是你看不见、摸不着，却一直默默影响你减肥效果的"杀手"。

现代人都或多或少地存在情绪问题，来自生活的压力、学习的压力、工作的压力、社交的压力、家庭矛盾的压力，甚至包括减肥这件事本身都在无形中影响着许多人的情绪。

而情绪问题对减肥最直接的影响就是它导致过度进食。因为在面对压力时，大部分的人都会选择吃东西，尤其是吃高糖类＋高脂肪组合食物，来刺激分泌更多的多巴胺，以达到缓解焦虑、释放压力的目的。同时，由情绪所带来的压力激素皮质醇的过量分泌也会直接导致我们更加容易发胖。下一小节我会着重讲解皮质醇是如何让我们发胖的。

事实上，影响情绪的不只是压力，环境差、睡眠质量不好、营养不良等都会导致人的情绪波动，也间接地影响着减肥者的减肥"事业"。

想获得更好的减肥效果，就不能只关注饮食和运动，情绪同样重要。2017年发布在 *Emotion* 上的一项研究显示，拥有好情绪的人体内的炎症水平也相对更低。而从前面的章节你已经了解，炎症是形成易胖体质的重要原因。经常开怀大笑的人能减少更多的压力。每当你哈哈大笑时，需要调动身体400多块肌肉，这也在一定程度上增加了热量的消耗。

所以，保持一个良好的心情和积极的情绪对于减肥的好处不言而喻，尤其不要让减肥成为你压力的来源。

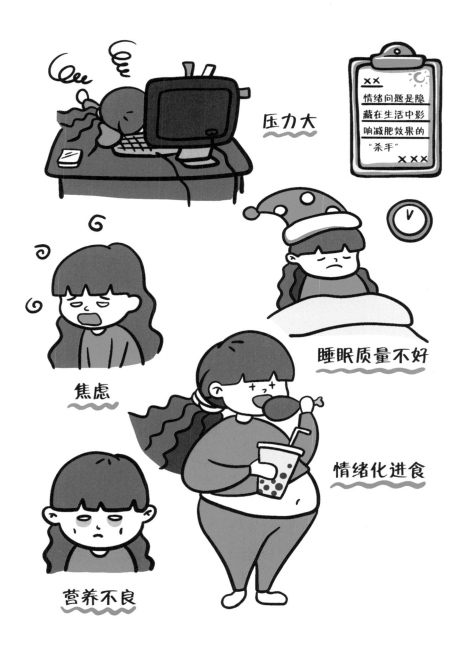

压力大

焦虑

营养不良

睡眠质量不好

情绪化进食

情绪问题是隐藏在生活中影响减肥效果的"杀手"

② 皮质醇是肥胖激素的好兄弟

皮质醇也称压力激素，主要负责让身体应对紧急状况。在捕猎时代，在我们的祖先遭遇猛兽追赶时，皮质醇常常用来让身体做好战斗或者快速逃跑的准备。

身体可以接受暂时的皮质醇上升或者血糖上升，但是长时间的上升将会导致健康问题层出不穷。而在现实生活中，上班迟到、路上堵车、工作不顺、与伴侣吵架、孩子不听话，等等烦恼，都在时时刻刻催升着我们的皮质醇。

皮质醇和胰岛素具有相似的作用，都会使体重增加。这是因为随着心理压力的增加，皮质醇浓度上升，导致血糖和胰岛素的水平也跟着上升。我们都知道，胰岛素是肥胖激素，胰岛素的居高不下会促使体重增加、身体肥胖，尤其在腰腹部，脂肪发生囤积。这也是压力会直接导致我们肥胖的主要原因。

而且，皮质醇还会影响身体的储水能力，造成水肿。这是因为皮质醇会影响身体的另外一种激素——抗利尿激素ADH的分泌，ADH是给肾脏发送信号决定存储多少水分的激素。这些激素会导致脂肪存储和液体潴留，所以压力大的人也更容易出现水肿。

皮质醇还会破坏肠道环境，增加发生肠漏症的可能。

身体的自主神经系统分为交感神经和副交感神经。一般情况下是副交感神经主导身体，控制、维持我们正常生活的方方面面，比如代谢、消化、月经、生育等；交感神经则负责应对紧急情况。皮质醇的大量释放会使身体切换为以交感神经为主导，而副交感神经掌管的事情就会受到影响或者停滞，这也是有些女性压力大时会出现月经紊乱的原因。

在减肥方面，皮质醇对女性的影响远远超过对男性。它除了会让女性在意的腰部和臀部更为肥胖，还会干扰女性正常的生理机能，扰乱激素平衡，从而使减肥变得更加困难。

压力虽然不含有热量，也不含糖类物质，但仍会引发肥胖。

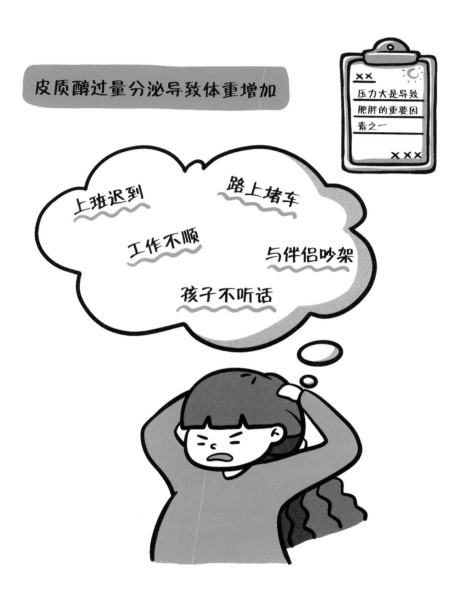

6
喝饮料、吃零食
也不会发胖的秘诀

7
减肥成功的秘诀，
在于肠道环境

8
你的心情决定了
你的减肥速度

9
躺着就能瘦，睡
出好身材

10
科学、快速地打
破减肥平台期

三、逃出暴饮暴食的怪圈

① 导致暴饮暴食的因素

暴饮暴食是很多减肥者都经历过的事情，看似只是控制不住进食，其实对我们的健康有着很不好的影响。暴饮暴食除直接会导致肥胖之外，还容易损伤我们的肠胃，造成急性肠胃炎、胃出血、胃溃疡等疾病。有饮食问题的人一般都伴随有急性或慢性的胃部疾病。除了胃部疾病，暴饮暴食还容易引起急性胰腺炎和急性胆囊炎。甚至有些人会暴食成瘾而形成暴食症。患暴食症的人无法消化吃进去的大量食物而必然采取催吐或吃泻药等方式缓解过量进食，这无疑又是对身体的第二次伤害。

暴饮暴食最大的诱因就是情绪压力。皮质醇水平上升会刺激食欲，同时心情不好又会想吃更多的糖类食物来刺激多巴胺分泌，缓解焦虑。一定要留心观察自己是否经常存在因情绪问题导致的暴饮暴食。

除了情绪这个诱因，节食减肥也是导致暴饮暴食的一个主要原因。通过节食来快速减肥的人长期用意志力控制自己减少进食，一旦失控就会发生报复性进食的情况。他们往往吃完又后悔，从而进入"节食—暴食—节食—暴食"的恶性循环。

错误的饮食习惯也会导致暴饮暴食。很多人的饮食中存在大量的糖类食物，糖类食物是最能刺激人兴奋而产生大量多巴胺的食物。糖类食物并不会像蛋白质和优质脂肪食物一样让人能维持较长的饱腹感，反而会容易使人出现"血糖过山车"的情况，没过多久就感觉饥饿，想要再次摄入高糖类＋高脂肪的垃圾食品。

事实上，想从根本上解决暴饮暴食的问题，你要知道到底是什么原因导致暴饮暴食，学会区分心理饥饿和生理饥饿是十分必要的。但无论何种形式的暴饮暴食，都应该培养正确的饮食习惯，才能更好地走出暴饮暴食的怪圈。

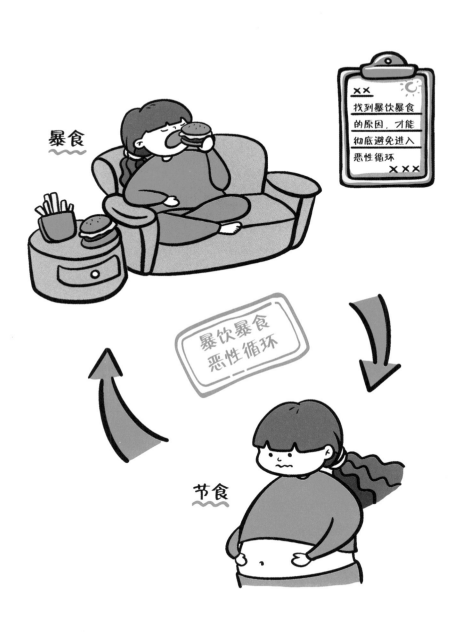

暴食

找到暴饮暴食
的原因，才能
彻底避免进入
恶性循环

暴饮暴食
恶性循环

节食

② 正念饮食

正念饮食是近些年越来越火的一种调节暴饮暴食等不良饮食习惯的进食方式。研究表明，正念饮食可以更好地帮助减肥、治愈暴食、改善焦虑、增强免疫力等。

什么是正念饮食呢？

1. 正念饮食的第一条要求：进食者要坐下来专注于进食的食物。看似简单的要求，绝大多数人都可能做不到。在信息爆炸的今天，很多人都习惯边吃饭边看电视或玩手机、玩游戏。其实，在你分散注意力的同时，你的进食就会变成无意识的行为，在不知不觉中多吃很多身体并不需要的东西。如果你吃饭的时候不专心，就很难听到身体反馈给你的信号，比如你是否吃饱了。

2. 正念饮食的第二条要求：进食者要放慢进食速度，并且充分咀嚼食物。细嚼慢咽是促进消化的最佳方法之一。进食时充分咀嚼，还会促进胆囊收缩素和胰高血糖素样肽 −1 的生成，同时使饥饿素大幅下降，这也意味着你的饱腹感会更强。

3. 正念饮食的第三条要求：进食者要在精神放松、情绪舒缓的情况下进食。如果你在进食前有较大的情绪压力，仅这一个因素就会阻碍你的消化过程。所以如果你此时正心烦意乱，最好推迟进餐，直到情绪平复下来再说。

如果你正在经历暴饮暴食，不如试试正念饮食，将你的注意力带回到餐桌上，认真聆听自己身体的声音，慢下来享受食物，让进食变得更有仪式感，而不是仅为吃饱肚子的自动程序。

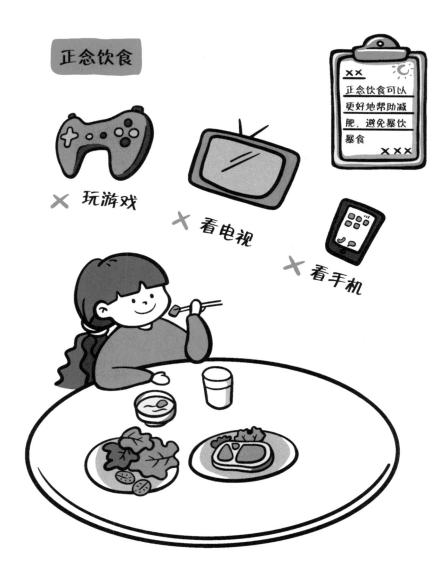

正念饮食

✕ 玩游戏

✕ 看电视

✕ 看手机

✕✕
正念饮食可以
更好地帮助减
肥，避免暴饮
暴食
✕✕✕

6 喝饮料、吃零食
也不怕发胖的秘诀

7 减肥成功的秘诀
在于肠道环境

8 你的心情决定了
你的减肥速度

9 躺着就能瘦，睡
出好身材

10 科学、快速地打
破减肥平台期

四、做一个快乐的减肥者

① 拥有好心情清单

减肥并不是一件痛苦的事情，你要尝试让自己做一个快乐的减肥者。当你发现自己处在有压力的状态下时，一定要学会释放压力，才能避免压力对身体造成的伤害。应该如何做才能保持一个好心情呢？

1. 交流是一个很好且快速的排压方式。约三五好友一起喝喝茶，聊聊生活中的烦心事，哪怕你最后并不能获得实用的建议，但焦虑感也会减少很多。

2. 深呼吸。研究显示，当你感到焦虑时，深度的腹式呼吸会刺激迷走神经，有助于降低心率和血压，同时降低压力水平。所以当你感到压力侵袭时，不妨先尝试深呼吸来让自己平静下来。

3. 适量运动。每周进行 3 ~ 5 次 30 分钟的运动（有氧无氧均可），可以显著缓解压力。因为运动可以释放 5- 羟色胺和内啡肽等让人感觉良好的化学物质，从而减少释放压力激素皮质醇，缓解焦虑。但注意，过量的剧烈运动也会在短期内升高皮质醇。

4. 冥想。冥想是一种可以减轻压力，缓解焦虑、沮丧和其他负面情绪的非常有效的方式。你不需要盘腿而坐，也不需要点蜡烛或香炉，你只需要找一个安静的地方，专注于感受当下的呼吸，就可以开始简单的冥想练习。冥想可以帮助你告别负面情绪，打破消极思想的无限循环。事实上，冥想可以增强前额叶皮层左侧的活动，而前额叶皮层左侧是大脑负责平静和欢乐感觉的区域。如果想更深入地了解冥想，可以通过专业的书籍或者App进行学习。

5. 充足的睡眠。压力可能会导致失眠，反过来，睡眠不足也会加剧焦虑感，导致你承受压力的能力变得越来越弱。充足的睡眠是改善情绪压力的关键因素之一。

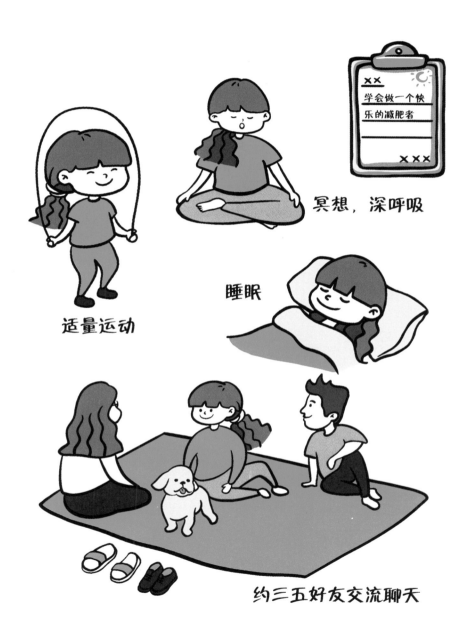

冥想，深呼吸

睡眠

适量运动

约三五好友交流聊天

❷ 食物的力量

情绪对饮食起着至关重要的作用，同样，食物对调节情绪也起着非常重要的作用。除了前面介绍的行为干预，我们还可以通过吃让自己快乐的食物来减压。

1. 深海鱼类。像三文鱼等深海鱼类都富含对健康和减肥有益的必需脂肪酸——ω-3脂肪酸（DHA和EPA）。而DHA和EPA有助于降低皮质醇的分泌，帮助我们缓解负面情绪。早在2011年就有研究发现，当增加ω-3脂肪酸的摄入时，受试者的焦虑感降低了20%。

2. 富含有益菌的发酵食物。发酵食物不仅能够改善肠道健康，还可以帮助我们调节情绪。因为发酵食物可以促进肠道中有益菌的生长，从而增加调节压力、情绪和食欲的血清素水平。事实上，人体内高达90%的血清素都是由肠道中的有益菌产生的。而且，有益菌还能维护大脑健康，降低抑郁程度。

3. 红茶和抹茶。相较于其他咖啡因饮品，红茶能更好地降低皮质醇的分泌。抹茶中含有的儿茶素有助于控制食欲，避免因情绪导致暴饮暴食。

4. 莓果类水果。像草莓、蓝莓、黑莓、树莓等莓果类水果含有多种抗氧化成分和多酚类物质，对于降低体内氧化应激反应、减少炎症十分有帮助。炎症也是导致情绪压力的因素之一。2018年，在学术期刊《分子》上的一篇研究称，日常生活中增加摄入富含花青素的食物，例如蓝莓，可以降低39%发生抑郁症的风险。

5. 巧克力和坚果。这种类型的食物也可以从多个方面帮助我们调节情绪、减少压力。

以上这些有益于创造好心情的食物，同样也有利于减肥，对于健康更是有积极影响。

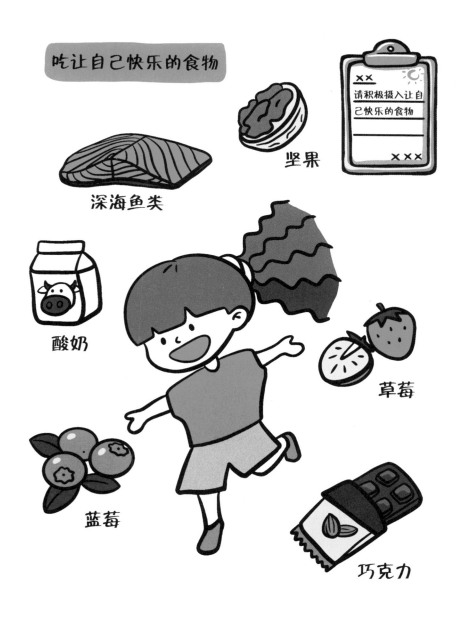

吃让自己快乐的食物

深海鱼类

坚果

请积极摄入让自己快乐的食物

酸奶

草莓

蓝莓

巧克力

❸ 被遗忘的快乐激素

维生素 D 是创造好心情的决定因素之一。事实上，维生素 D 不只是一种脂溶性维生素，它还是一种脂溶性类固醇激素。身体的维生素 D 水平低会促发抑郁症，甚至慢性疲劳。

早在 2008 年，一项关于维生素 D 对肥胖人群抑郁症影响的实验发现，每周服用维生素 D 的受试者，他们的抑郁症得到了不同程度的改善。这是因为，足够的维生素 D 可以帮助调节产生多巴胺、肾上腺素和去甲肾上腺素所必需的酶。这些都是在情绪与压力管理及身体供能方面发挥作用的关键激素。患有抑郁症的人，仅仅补充维生素 D 就能看到病情好转。

而且，维生素 D 还可以增加血清素，帮助改善睡眠，睡眠质量提高有助于降低食欲。同时，维生素 D 还可以减少身体中新脂肪细胞的形成，有助于减肥。另外，我们补充的钙能否被吸收的关键，也在于身体是否含有充足的维生素 D。

补充维生素 D 最有效的方式就是晒太阳，人体内 90% 的维生素 D 是依靠阳光中的紫外线照射皮肤，由皮下脂肪合成的。所以，维生素 D 也被称为 "最便宜的维生素"。在寒冷的冬季较长的北欧国家，缺少日晒是导致北欧人抑郁症高发的主要原因。

很多女性害怕晒太阳，用各种方式防晒，其实这是很不好的生活习惯。事实上，在太阳比较温和的早晨或傍晚接受阳光的沐浴是获得好心情的关键。注意，涂了防晒霜去晒太阳，身体是无法很好地生成维生素 D 的。

除了晒太阳，我们还可以通过饮食来补充人体所需的维生素 D，例如猪油、蛋黄、三文鱼、比目鱼、鳟鱼等都是维生素 D 良好的食物来源。

或者可以通过服用维生素 D 补充剂来进行补充。因为维生素 D 是脂溶性维生素，所以最好搭配富含脂肪的膳食食用，可以最大限度地提高人体对维生素 D 的吸收。

晒太阳是补充维生素D最好的方式

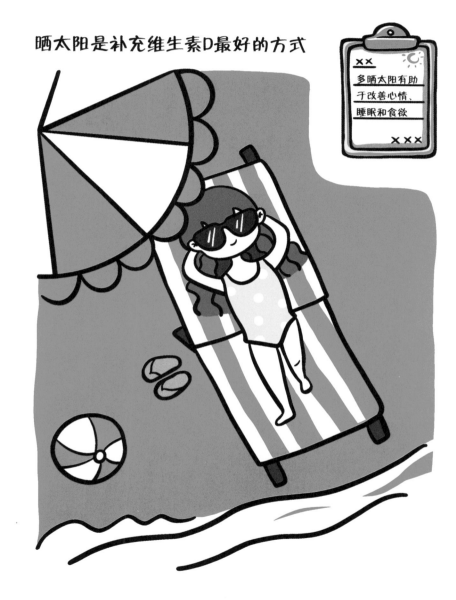

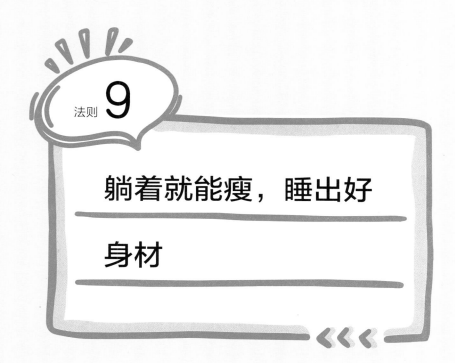

法则 **9**

躺着就能瘦，睡出好身材

一、想要减得快，就要睡得好

睡不好会变胖

睡眠对于减肥来说至关重要。美国一项调查了超过110万人睡眠情况与体重指数关系的研究显示，睡眠不足的女性肥胖概率比睡眠充足的女性高73%，睡眠充足的女性普遍身材比较苗条。

睡眠不足直接导致食欲大增。其一是因为这与胃饥饿素和瘦素两种关乎食欲的激素相关。当睡眠不足时，人体内的胃饥饿素会大大增加，而负责控制食欲的瘦素则会大大降低。而且，睡眠不足还会导致皮质醇水平上升，进一步刺激进食的欲望，尤其想吃高糖类食物。

其二是因为大脑中的大脑额叶是负责做决定和调节自控力的。如果缺少睡眠，大脑额叶的活动减少，人就会变得迟钝，自控力也更弱。再加上因为缺少睡眠而激发出的旺盛食欲，人会更容易渴望摄入垃圾食品。有实验发现，睡眠不足的人比睡眠充足的人每天吃的食物热量要高22%。这也是明明吃的都一样，但喜欢熬夜的人减肥效果很差的原因。

另外，很多实验都发现，睡眠不足会提升体内胰岛素的水平。这是因为缺少睡眠会使胰岛素的敏感度大大降低，促使体内分泌更多的胰岛素，而胰岛素，我们都知道，是肥胖激素。胰岛素水平越高，发胖的可能性就越大。

同时，基础代谢率也会受到睡眠的影响。很多人认为熬夜会增加身体消耗，实际上，熬夜也许增加了当晚的部分消耗，但是身体在第二天会有自我代偿行为，降低身体的基础代谢率来减少热量消耗。而且对于减肥人群来说，缺少睡眠会使身体减少更多的肌肉，而肌肉也是维持基础代谢率的"主力军"，肌肉减少会降低基础代谢率。

所以，好好睡觉是最省钱的减肥方式。

睡眠不足会导致食欲大增、胰岛素水平升高、肌肉减少，同时降低基础代谢率，人也变得迟钝，更加渴望垃圾食品……

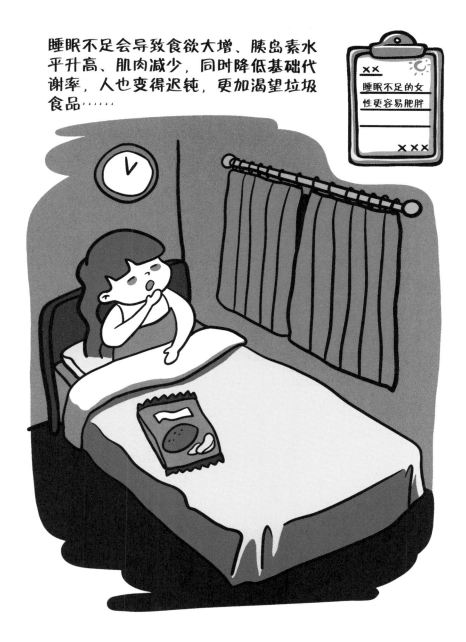

睡眠不足的女性更容易肥胖

二、你还在开灯睡觉吗

开灯睡觉是非常不好的睡眠习惯

人体内部有着自己的运转周期，被称为生物钟，生物钟负责掌管人的昼夜节律，决定什么时候该清醒警觉，什么时候该疲惫困倦。正是因为有了生物钟的管理，人才不会在晚上睡觉的时候饿醒，也不会像白天一样频繁排尿。

影响身体昼夜节律最重要的外部因素，就是身体通过检测光线的强度来确定是白天还是晚上。在本来应该睡觉的夜间，身体遇到了明亮的灯光，则大脑会发出"开始新的一天"的信号，这样就会导致昼夜节律紊乱。倒时差是昼夜节律紊乱的一个典型例子。

事实上，发表在《美国流行病学杂志》上的一篇研究文章发现，习惯晚上开灯睡觉的女性往往都会比较胖，腰围也会相较于常人更粗。晚上较长时间的光照会抑制生长激素的分泌，而生长激素是可以促进脂肪分解、有益于减肥的激素。当它的分泌受阻时，就会影响减肥效果。

人体许多激素的分泌都会随着昼夜节律而起伏变化，但与睡眠最为相关的激素无疑就是褪黑素了。褪黑素由松果体产生，它会影响来自下丘脑的信号。褪黑素一般会在睡前约2小时开始分泌，让人产生睡意并降低体温来为入睡做准备。褪黑素对光线十分敏感，哪怕是微弱的小夜灯，也会影响它的分泌。

褪黑素除了掌管人的睡眠，它还与情绪息息相关。褪黑素分泌不足的人更容易抑郁、心情烦躁，也更容易情绪化暴饮暴食。褪黑素不仅仅是激素，它还是一种强有力的抗氧化剂，对女性抗衰老和保证免疫系统健康有重要意义。

而且，开灯睡觉也会增加胰岛素抵抗，而很多人的肥胖问题恰恰就与胰岛素抵抗相关。

开灯睡觉的习惯对身体激素和代谢的影响绝不仅仅于此。如果不能拥有一个好的睡眠质量，又何谈更高效地减肥呢？

夜晚开灯睡觉，
会减少褪黑素的分泌

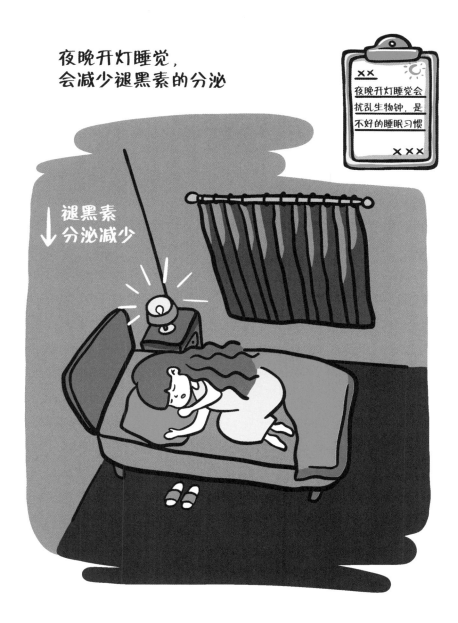

↓ 褪黑素
分泌减少

夜晚开灯睡觉会
扰乱生物钟，是
不好的睡眠习惯

三、这些食物在偷偷影响你的睡眠

❶ 不利于睡眠的食物

食物可以帮助优化睡眠。如果你存在失眠或者睡眠质量差、白天疲惫的情况，应该尽量避免在睡前大量食用以下食物。

1. 含咖啡因的饮品。很多人晚上睡不着与咖啡因有很大关系。咖啡因是一种中枢神经兴奋剂，能使人长时间处于相对兴奋的状态。早上来一杯咖啡会让人保持清醒和敏锐，提高专注力；但是如果晚上喝咖啡就会影响睡眠。有研究发现，睡前6小时喝咖啡，就有可能会降低睡眠质量。因为人体内的咖啡因含量在喝咖啡后6～8小时都一直保持在较高的水平。所以，如果你对咖啡因敏感，尽量避免在下午2点以后喝大量含咖啡因的饮品。需要注意的是，并不只有咖啡才含有咖啡因，绿茶、红茶中也含有咖啡因。对于喜欢喝茶喝一整天的人或者喜欢晚饭后大量饮茶的人来说，需要额外注意观察这些饮品是否影响了你的睡眠。功能性饮料中一般也都会含有咖啡因，例如一罐红牛中的咖啡因含量相当于一杯浓缩咖啡，所以不能忽视。

2. 口味较重的食物。晚餐不适宜摄入口味太重的食物，例如辛辣刺激的食物和高盐的食物。很多年轻人喜欢晚上聚餐，但是晚上吃得过于辛辣会引起烧心、胃胀等胃部不适，而且容易影响晚上的入睡；而晚餐摄入过多的盐会导致口渴，大量增加夜间的饮水量，导致频繁起夜排尿，影响睡眠质量。

3. 高蛋白质食物。蛋白质消化速度相对较慢，如果晚餐摄入太多蛋白质含量高的食物，而且吃得太晚，那么身体在本应该进入睡眠的时候还在消化食物，就会使睡眠质量大打折扣。

为了保证良好的睡眠，建议晚餐在睡前4小时结束，太晚吃东西会影响身体的昼夜节律。同时，饮水尽量安排在白天，晚上适量饮水，避免频繁起夜。

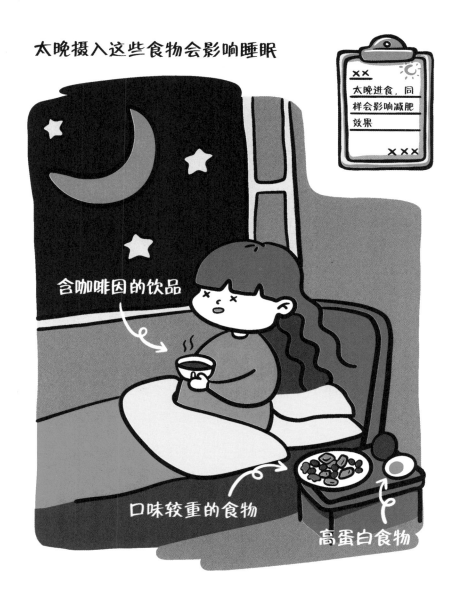

太晚摄入这些食物会影响睡眠

太晚进食，同样会影响减肥效果

含咖啡因的饮品

口味较重的食物

高蛋白食物

② 喝酒真的有助于睡眠吗

有不少人应对失眠的方法，就是睡前喝点酒。但是，喝酒真的有助于睡眠吗？

事实上，这是很多人存在的误区。睡前摄入酒精会让大脑减少组胺的分泌，从而导致昏昏入睡，从这个角度讲，喝酒确实可以使人快速进入睡眠。但是随着睡眠的深入，酒精的分解会促使身体释放血清素，导致早醒，造成睡眠不足。

而且，大量的酒精还会造成脱水，有可能增加晚上起夜排尿的次数，影响睡眠质量。最重要的是，酒精会导致我们几乎整晚都没有快速眼动睡眠，这一点是非常致命的。快速眼动睡眠是人体进入深睡眠后进行身体恢复和代谢的非常重要的一环。如果饮酒后的睡眠没有快速眼动睡眠，就相当于这一晚的睡眠都没有进入深睡眠状态，身体无法真正休息到位，睡眠质量变差。

长此以往，身体不仅会加速衰老，而且得不到该有的修复，因此造成的危害是非常大的。

虽然红葡萄酒和白葡萄酒中含有少量有助于睡眠的褪黑素，但是其中的酒精对睡眠的干扰，也会抵消褪黑素对睡眠产生的有利影响。

所以，喝酒并不能解决睡眠问题。如果你真的存在睡眠问题，一定要改掉睡前饮酒的习惯。

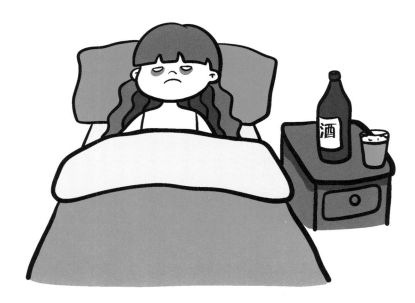

四、睡出好身材攻略

① 拥有好睡眠清单

睡眠问题可能一直在偷偷影响着你的减肥效果，如何做才能拥有好睡眠呢？下面与大家分享改善睡眠的10条建议。

1. 多晒太阳。白天增加日晒能够促进晚上更好地分泌褪黑素，有助于重启生物钟，让你晚上睡得更香。

2. 白天适量运动。适量的运动有助于恢复生物钟，调节激素水平，提高睡眠质量。但切记不要在睡前进行长时间的高强度运动，这样反而会影响身体激素的正常分泌，有可能导致失眠。

3. 缩短午睡时间。很多人晚上失眠与午睡太久有很大关系。午睡时间建议控制在30分钟以内，长时间的午睡会降低晚上的睡眠质量。下午3点以后尽量就不要再午睡了。

4. 减少咖啡因的摄入。下午2点后，尽量避免喝会促使你兴奋的咖啡或茶。

5. 避免太晚进食。睡前大量进食会影响生长激素和褪黑素的分泌，导致睡眠质量降低。最好在睡前4小时结束晚餐。

6. 降低房间温度。保持室内温度在16 ~ 19℃，这样的温度更加有助于睡眠。

7. 减少蓝光照射。不要养成开夜灯睡觉的习惯。晚上蓝光照射过多会使身体认为还处在白天，减少褪黑素的分泌，打乱昼夜节律。睡觉的房间内尽量避免开电视、空调、手机等电子设备的显示屏和LED灯，因为褪黑素只有在黑暗中才能更好地分泌。

8. 睡前放松。睡前最好的放松并不是看电视，你可以尝试洗个热水澡，做一些自我按摩，听一些轻音乐或者看一本能让人放松的书。睡前冥想也是很好的选择，更利于入睡。

9. 规律作息时间。尽量每天在同一时间入睡，帮助身体养成良好的生物钟节律，有助于提高睡眠质量。

10. 避免晚上大量饮水。饮水尽量在白天完成，避免夜间起夜，打破深睡眠。

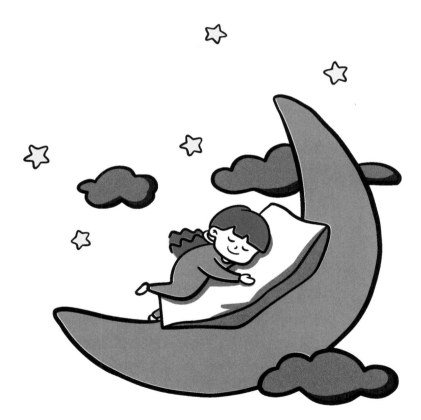

❷ 有助于睡眠的食物

很多人失眠都和身体缺乏镁有关。美国国立卫生研究院一项关于失眠老人的双盲实验发现，每天补充足够的镁的老人睡得更快，睡眠时间相对更充足，睡眠质量也更好。也就是说，补充镁可以改善失眠的状况。

镁是人体中极为重要的矿物质之一，它对维护正常的肌肉和神经功能来说至关重要，它可以强健骨骼、维护免疫系统健康、改善血压和睡眠，等等。

镁是一种天然的镇静剂。如果身体缺乏镁，就会导致常见的情绪焦虑、烦躁和失眠等问题。每天摄入充足的镁有助于改善心情和睡眠。

同时，镁有助于改善胰岛素抵抗，预防高血压，降低患中风和心脏病的风险。镁还能帮助身体吸收其他重要的矿物质，缓解身体疲劳。

成年男性每天的镁摄入量应不低于400毫克，成年女性应不低于310毫克。我们可以通过哪些食物来补充镁呢？

1. 鱼肉。100克煮熟的鱼肉大约含有90毫克镁。

2. 牛油果。牛油果含有丰富的单不饱和脂肪酸，并含有非常少的糖，而且它还是补充镁的良好来源。一个牛油果就含有60毫克镁，同时它还含有丰富的钾、B族维生素、维生素K和膳食纤维。

3. 坚果。许多坚果中都含有丰富的镁。30克巴西坚果含有107毫克镁，30克美国大杏仁含有77毫克镁，30克腰果含有83毫克镁。但需要注意，减肥期间，应该尽量减少摄入腰果。

4. 土豆。一个完整的土豆大约含有84毫克镁，同时它还含有大量的钾和维生素C以及B族维生素，用来替换米面当主食是很好的选择。土豆煮熟后放凉还会生成抗性淀粉。但在减肥期间，控制土豆的摄入量也还是非常必要的。

如果你经常失眠、情绪低落或者暴躁，可以尝试在日常生活中增加摄入富含镁的食物，或者服用镁补充剂。

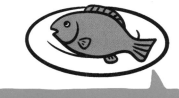

100克煮熟的鱼肉含90毫克镁

XX

摄入富含镁的
食物，有助于
改善睡眠

XXX

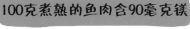

一个牛油果含60毫克镁

一份巴西坚果含107毫克镁

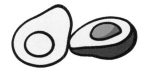

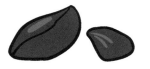

30克美国大杏仁含77毫克镁

30克腰果含83毫克镁

一个完整的土豆含84毫克镁

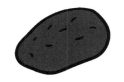

成年男性每天镁的摄入量不
低于400毫克，女性不低于310毫克

关注公众号，回复"断食"
即可领取 3 个断食计划

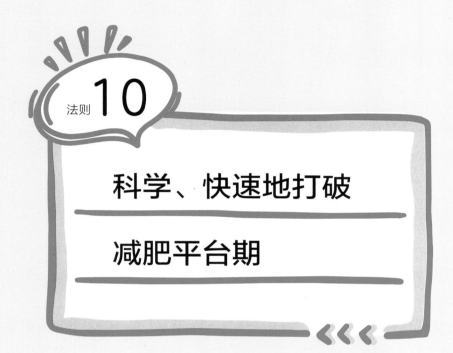

法则 **10**

科学、快速地打破

减肥平台期

一、不要只关注体重，要检查你的身体脂肪

❶ 不受体重的摆布

称体重是反映减肥结果的一种方式，但是，体重秤上变得越来越小的数值并不能代表你真的减肥成功了。减肥真正的目的是减少身体脂肪，而不是单纯地减轻体重。身体脂肪少了，体重自然下降，但是体重下降并不一定是身体脂肪少了，决定体重的因素太多了。

体重在一天之内波动1～4斤是非常正常的事情，而这些波动肯定不是身体脂肪和肌肉的变化，身体脂肪和肌肉不可能在短时间内大幅度增减。在一天之内体重的波动与你吃了多少食物、喝了多少水以及排泄量等都有关系。所以，频繁地称体重没有必要。就算不吃不喝服用泻药让你的体重减轻，也并不代表你的身体脂肪减少了。

而且，肌肉的密度要比脂肪的密度大，相同重量的肌肉和脂肪相比，肌肉的体积更小，脂肪的体积更大。这也可以解释为什么相同身高、同样重60公斤的人，有的看起来苗条有形，有的看起来赘肉横生。后者就属于常见的体重并不重，但是看起来有些胖的隐形肥胖。而使用错误的减肥方法，反复地减重，不断地反弹，就会导致肌肉减少，身体脂肪增加。例如不吃肉、只吃菜的减肥方式，使人无法摄入充足的蛋白质，因此也无法更好地生成身体所需的肌肉。而肌肉是代谢的关键，损失肌肉只会让你变成越来越难瘦的体质。

另外，我们在前面讲过，体重会受到激素的影响。例如，月经前后，女性身体激素水平波动较大，容易出现便秘、水肿等情况，直接影响到体重；睡眠和情绪压力也会使激素水平发生波动，进而影响体重。

所以，减肥千万不要只关注体重，毕竟你并不会随身带着体重秤把体重称给别人看，减少身体脂肪才能真正拥有好身材。减重≠减肥！

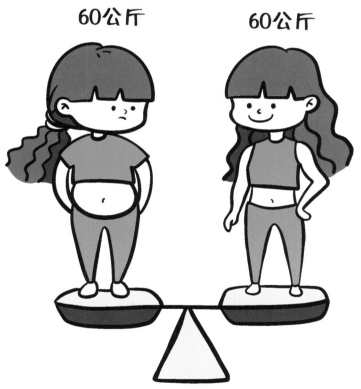

6
喝饮料、吃零食
也不会发胖的秘诀

7
减肥成功的秘诀
在于肠道环境

8
你的心情决定了
你的减肥速度

9
躺着就能瘦，睡
出好身材

10
科学、快速地打
破减肥平台期

② 如何科学测量身体脂肪

事实上，比称体重更好的测量方式是检查身体脂肪。但是，我们在健身房或者用网上购买的体脂秤测量的结果并不一定准确，这是因为体脂秤的结果往往是生物电阻测量并结合公式计算出来的，误差可能很大。不同机器之间的误差会更大。

测量身体脂肪更好的方式有三种：测量腰围、颈围和用脂肪卡尺测量。

1. 腰围不仅是视觉的重心，也是衡量身体是否健康的标准。腰围除了与皮下脂肪有关，还与内脏脂肪息息相关，腰围与许多慢性疾病的患病风险呈正相关。测量腰围最简单的方法就是使用软尺进行测量。除了测量腰围，还可以同时测量一下臀围，计算腰臀比。腰臀比就是腰围/臀围所得的数值，一般情况下，男性健康的腰臀比低于0.9，女性则低于0.85。

2. 测量颈围也是一个既简单又科学的测量方式。由于颈部的粗细变化主要是由皮下脂肪决定的，所以颈围能很好地反映身体脂肪的情况。正常情况下，女性的颈围不应超过34.5厘米，男性的颈围不应超过38.5厘米。

3. 用脂肪卡尺测量。十几块钱就可以买到脂肪卡尺，价格远低于动辄几百元的体脂秤。脂肪卡尺只需要在身体的腰、手臂、背部、大腿等位置夹一夹，然后记录好数据，用来对比减肥过程中的体脂变化。从一段时间积累的数据中，你能清楚地看到自己是否减少了身体脂肪，不受身体水分、进食等影响。用脂肪卡尺测量比用一般体重秤/体脂秤测量能更好地反映你的减肥情况。

除了科学测量身体脂肪，称体重时也要注意频率。对于理性减肥、心态较好的人来说，可以每天称体重，但要固定上秤时间。在早晨起床排便后，喝水、吃饭前，仅穿内衣进行测量会更加准确。对于体重变化会引起情绪变化的人来说，最好每周只称1～2次体重，避免因为体重变化带来心理压力，这样对减肥来说只会适得其反。

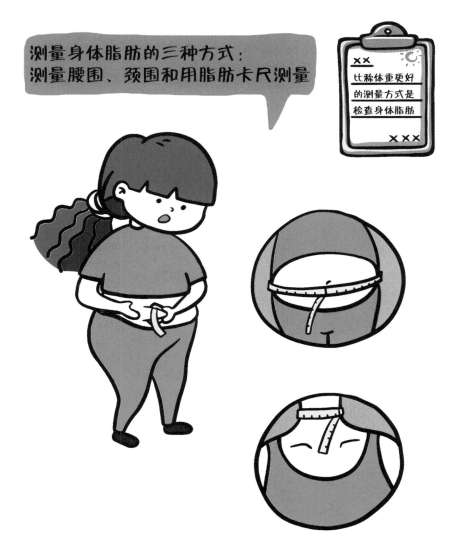

二、90%的人对减肥平台期有误解

① 真假平台期

平台期是每一个减肥者的"痛"：看着不再下降的体重干着急，为了突破平台期，尝试各种极端的方法，结果不是徒劳无功就是快速反弹，最后自暴自弃，放弃减肥。事实上，在减肥的过程中，经历平台期是非常正常的事情，每个减肥的人都会经历。想要更科学、快速地度过平台期，就一定要先正确认识平台期。

平台期的定义是，体脂下降一段时间后，出现停止下降的情况，并且持续几周甚至几个月的时间。实际上，进入平台期是身体自我平衡的一种方式。三五天不掉秤，或每周只减1斤，都不算进入平台期。

前面我们提到过，真正成功的减肥，体重变化绝不是直线下降的，你不可能天天掉秤。正常的、健康的减肥，体重一定是波动下降的。只要总体趋势向下，你就不需要过度担心。很多人对减肥时期体重的变化抱有不现实的期望，那一定是会失望的。未达到预期的体重下降目标，就判定自己进入了平台期，是不合理的。

人的个体差异很大，年龄、体重基数、性别、激素情况、活动量、基础代谢率、情绪、健康状态等都和减肥的速度有关系。有的人会瘦得很快，有的人则会很慢。不要拿别人的情况衡量自己的结果。

实际上，真正阻碍减肥脚步的不是平台期，而是因为平台期造成的心理打击让许多人自我怀疑和失望，从而产生逆反心理，放弃减肥，或者试图以牺牲健康的极端方式来度过平台期，结果往往又会进入另一个恶性循环。

正常的减肥，体重变化是波动向下的，而非直线下降

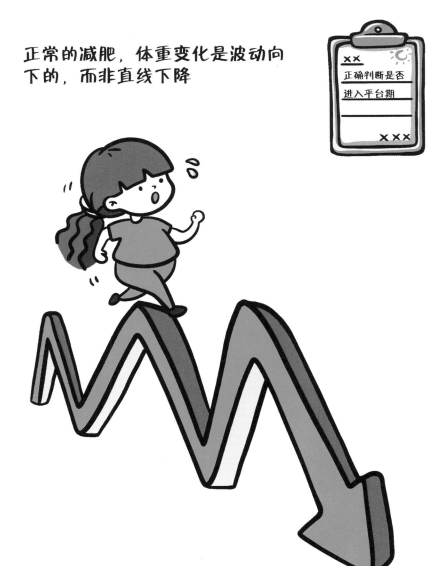

正确判断是否
进入平台期

② 审查平台期

要判断自己是否正在经历真正的平台期，就需要学会审查平台期。我们可以在以下 4 个方面进行审查。

1. 审查身体脂肪。 刚才讲了，减肥的关键是减少身体脂肪，而不是单纯地减轻体重。当体重变化出现停滞时，应该先检查身体脂肪是否减少了。在使用正确减肥方式的时候，尤其在配合运动的情况下，身体的肌肉量会有所增加，而肌肉的密度比脂肪大，所以很有可能就会出现：体重虽然没有变化，但身体脂肪在悄悄下降，也就是说，从整体看你是瘦了的。因此，如果你的维度下降了，体重暂时没变，不用担心，你并没有真的经历平台期。

2. 审查饮食。 饮食的问题也是导致体重停滞的一个原因。事实上，很多人在减肥过程中会偶尔无意识地放纵自己，比如多摄入了糖类＋脂肪组合食物，或者近期在外就餐的次数增加（饭店炒菜一般都会使用糖和其他酱料），或者近期饮食中多了像午餐肉、广式腊肠、火腿肠等含有精制游离糖的食物，又或者一些健康的零食（比如坚果）吃得过多。所以，当发现体重变化停滞时，应该检查自己的饮食是否存在问题。

3. 审查压力与睡眠。 前面已经分析过，情绪压力和睡眠是如何在看不见的地方让你发胖的。很多人饮食没有问题，还增加了运动量，但体重就是不降反增。这很可能是因为压力增加和睡眠不好让你的努力付诸东流。所以当你认为正在经历平台期时，先检查自己是否存在情绪压力以及睡眠方面的问题。天天称体重在一定程度上也算是一种无形的压力。

4. 审查生理期。 对于女性，如果发现自己的体重不降或者有增长，也要看看是不是正处在月经前后激素水平波动较大的时期。特殊时期的水肿和便秘会在月经结束后慢慢消失，所以这几天停止对体重的关注，不要给自己施加额外的压力，静静等生理期结束后一切就会恢复正常。

1. 审查身体脂肪是否减少
2. 审查饮食是否含有较多加工食品
3. 审查是否存在情绪压力和睡眠问题
4. 审查是否处在生理期前后

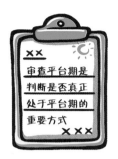

××
审查平台期是
判断是否真正
处于平台期的
重要方式
× × ×

体重不增不减，
是不是秤坏了？

6
喝饮料、吃零食
也不会发胖的秘诀

7
减肥成功的秘诀
在于肠道环境

8
你的心情决定了
你的减肥速度

9
躺着就能瘦，睡
出好身材

10
科学、快速地打
破减肥平台期

三、科学轻断食，轻松打破平台期

① 轻断食与节食的区别

轻断食是帮助度过平台期非常有效的一种方式，然而大部分人会把它与节食混为一谈。轻断食可不是简简单单地饿肚子。轻断食也称间歇性断食，简单地说，就是打破进食状态，将一天或多天分为进食期和断食期。那轻断食和节食到底有什么区别呢？

第一个区别就在于，节食限制热量，而轻断食不限制热量。节食是指人在很长的一段时间内都处于限制饮食、热量摄入不足的状态，也就是少吃。长时间的热量摄入不足会导致基础代谢率下降、月经紊乱、乏力、掉头发、睡眠质量下降、进食障碍等健康问题。而轻断食则是指在断食期内不摄入热量，在进食期内热量摄入是足够的。它不仅不会影响身体代谢，反而会有助于刺激身体生长激素的分泌，燃烧脂肪。

第二区别在于进食频率。节食，由于限制热量的摄入，往往使人处在强烈的饥饿感状态下，很容易出现少食多餐的情况——顿顿吃不饱，饿了只敢吃一点东西。而正是这样高频率地进食，让身体在本不该消化东西的时候工作，不仅会中断MMC（胃肠移行性复合运动），破坏细胞自噬机制，还会在一天当中使肥胖激素胰岛素频繁波动，减少燃烧脂肪的时间，导致人的进食欲望更强烈，强烈的进食欲望必然引发暴饮暴食。而轻断食，因为不限制热量的摄入，身体所需供给充足，在断食期内并不会有强烈的饥饿感。简单地说，节食是只吃一口，而轻断食则是在特定时间内一口不吃。

第三个区别在于，节食会损失掉对身体代谢十分重要的肌肉，而轻断食则会保存肌肉。

2013年一项发表在《英国营养学杂志》上的研究，专门对节食和轻断食的减肥效果做了对比。节食组受试者每天减少摄入25%的热量，轻断食组则是一周断食两天，总热量减少25%。3个月后，轻断食组受试者比节食组减掉了更多的身体脂肪，减肥效果更好。同时，轻断食组受试者的胰岛素抵抗也得到了很好的缓解。

已经有许多研究显示，间歇性的轻断食能帮助我们调整血糖、血脂、胰岛素抵抗和炎症，并改善代谢综合征，刺激分泌生长激素，提升专注力和记忆力。所以相比节食来说，轻断食更有利于减肥。

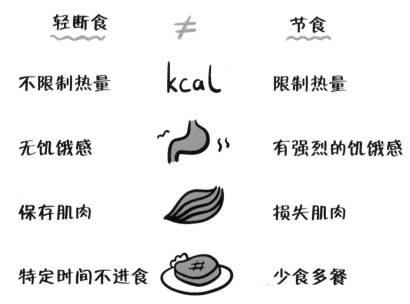

② 轻断食的方法

轻断食非常简单，就是在一段时间内不吃东西。事实上，你吃过晚餐后，到第二天早餐前的这段时间不吃任何东西，也算是轻断食。

根据断食的时间长短，我给大家推荐3种入门级别的轻断食，分别是12小时断食法、16小时断食法和20小时断食法。

1. 12小时断食法。这是最简单也是最接近平常一日三餐的断食法，只要不吃夜宵，在12小时内解决一日三餐即可。也就是说，早上8点吃早餐，晚上8点前结束晚餐。这样的话，一天中就有12小时身体处于消耗脂肪的状态。实际上，12小时断食法并不算是一种严格意义上的断食方案，但它却适用于每一个减肥的人。在减肥期间，最好遵循12小时断食法。

2. 16小时断食法。这是指将断食期控制在16小时内，而剩下的8小时不限制进食，但要吃得健康，避免摄入前面讲到的发胖食物。用简单的话来总结，就是一日两餐，早上10点来个早午餐，晚上6点前结束晚餐。这样一天当中就有16小时身体处于燃烧脂肪的状态。16小时断食法的优势在于：简单，适合刚开始断食的新手。一周建议尝试2～3次16小时断食法。

3. 20小时断食法。即一天中有4小时的进食"窗口"，20小时的断食时间，相当于一天的饮食要在4小时内解决，期间摄入充足的营养和热量，也可以简单地理解为一日一餐。对于有断食经验的人来说，一周尝试2次20小时断食法是度过平台期、有利于减肥的很好的选择。而对于断食新手来说，我建议从最简单的断食法开始尝试，逐渐适应。

断食期内不要吃任何食物，只能喝矿泉水、纯净水、黑咖啡、绿茶、红茶、柠檬水。对于断食新手来说，也可以喝些骨头汤来补充矿物质，缓解断食初期的不适应。

这3种轻断食的方法可以帮你轻松打破平台期，收获健康益处，你学会了吗？

3种入门级别的轻断食：

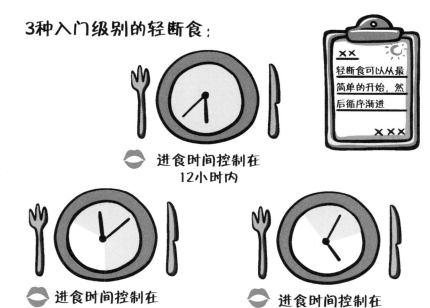

进食时间控制在
12小时内

轻断食可以从最
简单的开始，然
后循序渐进

进食时间控制在
8小时内

进食时间控制在
4小时内

断食期内只能喝：

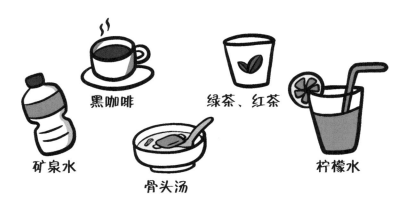

黑咖啡

绿茶、红茶

矿泉水

骨头汤

柠檬水

后记

相信你已经通过这本书找到了你想要的答案！

西方有句谚语：You are what you eat（人如其食）。你选择的食物不仅影响着你的健康、身材，还影响着你的心情和状态。减肥成败的最关键因素也正是饮食。

在现代便利的生活中，食物变得唾手可及，任何地方的美食和各种零食都能轻松得到。但恰恰是这样的便利，让人丧失了判断能力。网络、电视、超市、杂志等渠道都在绞尽脑汁地让消费者沉浸在大量加工食品的诱惑中，这些食品被宣传得既美味又营养，吸引着大批消费者蜂拥而至，而其中绝大多数人都无法对这些加工食品的信息进行正确的判断。

那么，了解身体运行的机制和正确地选择食物就显得尤为重要了。减肥不是抵制食物，而是选择"对的"食物并与它合作，在享受真正美味的同时收获健康、好身材和好心情。

减肥的英文单词Diet由希腊语演变而来，原意为"生活方式"，指的是通过改善饮食等生活方式来拥有好的身材，而非限制饮食。你吃下去的食物是你的选择，同样，你的身材也是你的选择。如果不能了解自己吃下去的食物以及身体的运作机制，又何谈成功获得理想的身材呢？

减肥其实并不难，它只是一种生活方式的正确选择，而不是一味地在错误的道路上努力奋斗。

我正是想通过这本书，分享多年来积累的营养学小知识和辅导学员的经验，来提升更多人对食物和减肥的认知，从而帮助他们做出正确的选择。

改善饮食，无论是要健康还是要减肥，都是必经之路，希望看过这本书的小伙伴，能通过这10个法则101个瘦身技巧，真正了解碳水化合物、蛋白质、脂肪和身体的关系，以及食物当中的其他营养素和日常生活习惯是如何作用于身体的，最终实现不节食、不运动就能轻松瘦的愿望。

我相信，当你真正掌握这10个法则，你一定能轻松拥有更健康、美丽和自信的自己。希望这本书能带给你不一样的人生！

谢谢。